血糖値は「腸」で下がる

腸からインスリン・スイッチをオンにする生活

JN107914

森 豊
松生恒夫

青春新書
INTELLIGENCE

はじめに――無理な糖質制限をするより「腸」で血糖値は下げられる

２０２０年春から本格的に流行が始まった新型コロナウイルス感染症では、基礎疾患を持つ人が重症化しやすいことが問題になっています。その中には糖尿病も含まれていて、糖尿病を患《わずら》っていたり、血糖値が高めだったりする人は、心配になっていることでしょう。

日本人の間で糖尿病・高血糖の人が増えています。最新の「国民健康・栄養調査」（２０１９年）によると、「糖尿病が強く疑われる人」、または糖尿病の治療を受けていると答えた人の割合は、男性19・7％、女性10・8％。つまり、男性で5人に１人、女性で10人に１人は糖尿病の可能性が高いわけです。

さらに、糖尿病（糖尿病患者の95％以上を占める2型糖尿病。詳しくは本文で解説）の大きなリスクに肥満がありますが、コロナ禍にあって「コロナ太り」という言葉が生まれるなど、肥満の傾向が高まっていて、糖尿病の人がますます増えていくことも懸念されます。

ところで、糖尿病というと、遺伝の要因が強い、と思っている人が多いのではないでしょうか。

最近、東京大学や理化学研究所などの研究グループが、東アジア人集団の遺伝情報を用いたゲノムワイド関連解析（遺伝子型と疾患の関連を統計的に調べる方法）を行い、その結果、糖尿病の親もしくは兄弟を持つ糖尿病患者は、すい臓から分泌される血糖値を下げるホルモン＝インスリンの分泌予備能が低いことがわかりました。つまり、インスリンを作り出す能力は遺伝する可能性があるということです。

一方、もう一つの血糖値を上げる要因である「インスリン抵抗性（インスリンの効きの低下）」は、家族歴がある人とない人の間に差はほとんどありませんでした。

つまり、この研究結果からいえるのは、「インスリン分泌予備能」は遺伝的に受け継ぐことはあっても、「インスリン抵抗性」は遺伝とは関係なく、自身の生活習慣で良くも悪くもなる、ということです。

詳しくは本文で解説しますが、インスリン分泌能が低下して分泌量が減ったとしても、食事や運動などによって、血糖値をコントロールできることがわかっています。糖尿病は「遺伝だから……」と諦める病気では決してないのです。

糖尿病の人の食事法というと、最近では糖質制限がすっかり一般に広まってきました。糖尿病対策だけでなく、ダイエット効果を期待して実践している人もいるかもしれません。

たしかに、血糖値を上げるのは主に糖質ですので、糖質制限をすると短期的には確実に血糖値は下がります。しかし、三大栄養素の一つである糖質を長期的に制限することのデメリットは、短期的な血糖値上昇抑制効果だけで判断すべきではないと私は考えます。とくに日本人は、それが短期的にでもいいとなると、極端に走るところがあるため、血糖コントロール＝糖質制限という最近の傾向に、糖尿病専門医として強い危惧を覚えています。

実際、私は40年間に5万人以上の患者さんを診察してきました。その経験から、無理な糖質制限をしなくても、血糖値のコントロールができることを確認しています。

そのポイントは「夕食」を工夫することであり、さらに昨今の糖尿病研究で注目されている「腸」からアプローチすることです。

そこで、東京慈恵会《じけいかい》医科大学の同窓生であり、水溶性食物繊維に関する共同研究をしたこともある腸の名医・松生恒夫先生とともに、糖尿病・高血糖を腸から改善していくための方法をまとめたのが本書です。

本書が、糖尿病が疑われる人、血糖値が高めな人、家系的に心配な人にとって、健康的な生活を長く続けるためのヒントになればと願っております。

森　豊

血糖値は「腸」で下がる　目次

第3章　薬に頼らない！　腸と夕食を制する者が糖尿病を制す――森　豊

第4章 血糖コントロールには地中海式和食がおすすめ──松生恒夫

第5章 今日からできる、血糖値が気になる人に特効！の生活習慣――森 豊

※すでに糖尿病・高血糖の診断を受け、摂取カロリーや糖質量、運動等の指導を受けている方は、主治医の指導を最優先の上で、本書を参考にしてください。

編集協力／コーエン企画
オフィス書人
図版作成・DTP／エヌケイクルー

第1章

新型感染症時代、血糖コントロールの重要性がさらに高まった

森　豊

糖尿病に新たに加わった重症化リスク

糖尿病の患者さんにとって、最近の最大の関心事といえば、やはり新型コロナウイルス感染症ではないでしょうか。糖尿病などの基礎疾患がある人は重症化しやすく、死亡例も相次ぐなどショッキングなニュースも報じられました。

２０２０年末には参院議員の羽田雄一郎《はたゆういちろう》氏が新型コロナ感染症により急死、53歳という若さでした。羽田氏は重篤ではなかったものの、糖尿病、さらに高血圧、高脂血症の持病があったといいます。遡《さかのぼ》れば、２０２０年５月には大相撲の力士・勝武士《しょうぶし》さんも新型コロナ感染症による多臓器不全で亡くなりました。勝武士さんも力士の職業病といわれる糖尿病を患っていたようです。享年28。当時20代の若者が新型コロナの犠牲になったということで、大きな衝撃が走りました。

流行初期における米疾病《しっぺい》対策センター（ＣＤＣ）の報告では、新型コロナ感染者のうち糖尿病患者の割合は全体の10・９％でしたが、入院加療の割合で見ると、一般病棟で24％、集中治療室（ＩＣＵ）では32％を占めました。つまり、呼吸管理が必要な重症者の３人に

１人は糖尿病患者だったのです（２０２０年２月12日〜３月28日、７１６２人のデータ分析）。中国や初期に多くの感染者を出したイタリアなどでも、同じような傾向が見られます。

国内でも和歌山県の発表によると、２０２０年２月〜11月までに感染した糖尿病患者38人のうち34人（89％）が肺炎以上に重症化したそうです。

英国のボリス・ジョンソン首相が同年３月、新型コロナに感染、一時は集中治療室に運び込まれるなど生死の境をさまよい、世界的なニュースになりました。入院前の首相の体重は約１１１キロ（身長約１７５センチ）もあり、肥満の指数であるＢＭＩ（体格指数）は36・17（25未満が普通体重）で、「高度肥満」でした。この体型が重症化の一因になったと考えられます。

英国公衆衛生庁（ＰＨＥ）は、新型コロナに感染すると、ＢＭＩが35〜40の肥満の人はそうでない人に比べ、死亡する可能性が40％増加すると発表しています。さらにＢＭＩが40を超えると、リスクは90％も増加します。

ご存じの通り、肥満は糖尿病を引き起こす大きな要因であり、肥満の人は糖尿病予備群ともいえます。

今回の新型コロナの出現によって、糖尿病患者やその予備群に新たな健康リスクが加わったのです。

なぜ糖尿病になると重症化リスクが高まるのか

もともと糖尿病患者さんにとって、今回の新型コロナに限らず、感染症は大敵でした。高血糖が持続すると、細菌やウイルス、真菌（カビ）などに対する抵抗力が弱くなり、風邪や肺炎など感染症全般にかかりやすくなるからです。昔から糖尿病患者は結核にかかりやすい、といわれてきましたが、それも同じ理由です。

近年、オーストラリアで糖尿病患者110万人を対象に行われた大規模な疫学調査*では、1型糖尿病患者（自己免疫の異常などで起こる糖尿病）の感染症による死亡率は通常の約4倍、2型糖尿病（体質や生活習慣などが原因で起こる糖尿病。糖尿病患者の95％以上を占める）でも約1・5倍と、健常者に比べ、かなり高い致死率が示されました。

糖尿病患者はインフルエンザやそれに続く肺炎での死亡リスクが高く、重症急性呼吸器

* Excess Risk of Dying From Infectious Causes in Those With Type 1 and Type 2 Diabetes.Diabetes Care. 2015 Jun 12

(図表 1-1) 新型コロナウイルス感染者で入院時重症だった患者の持病と死亡率

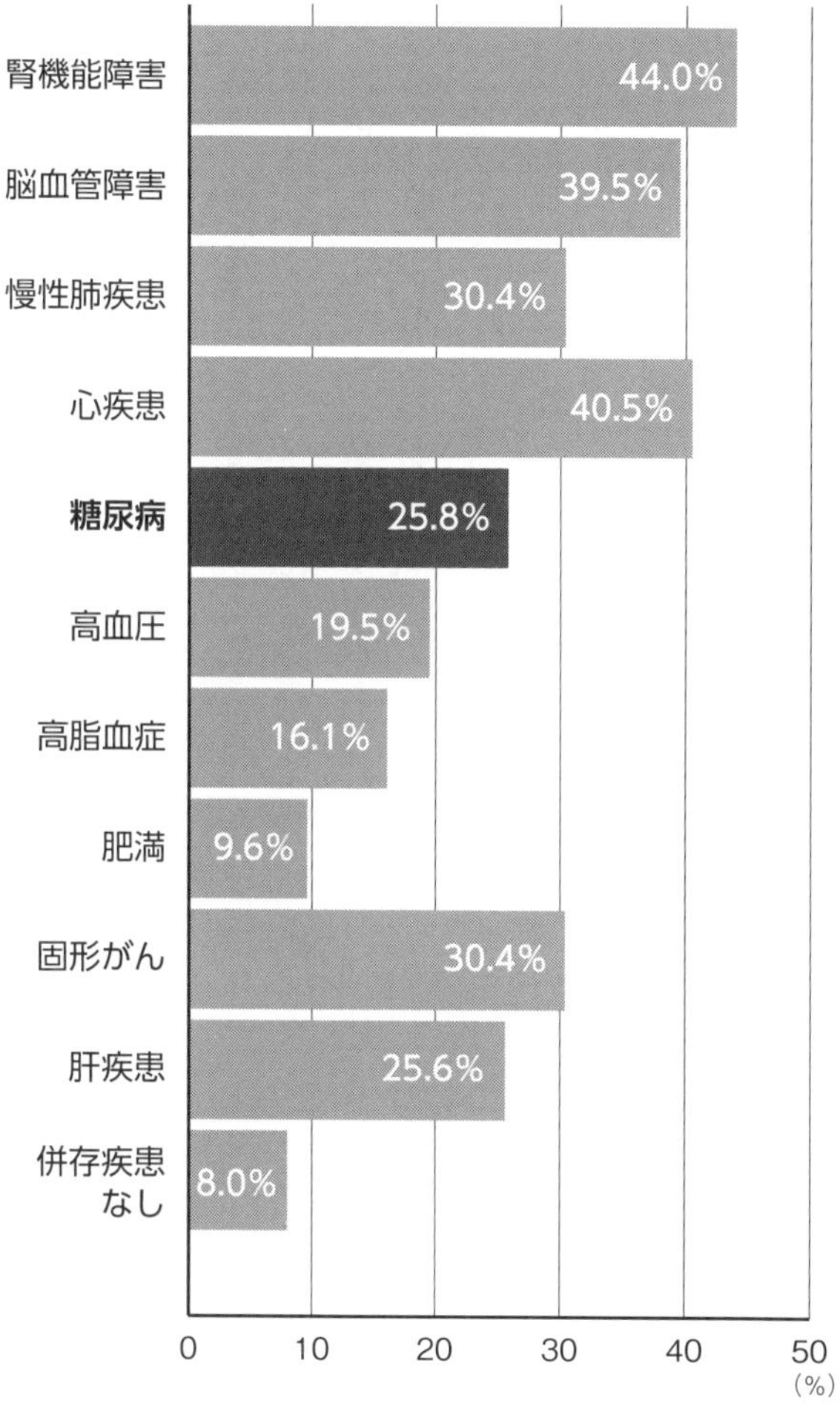

出典：国立国際医療研究センター

症候群（ＳＡＲＳ《サーズ》）なども糖尿病を有している場合は重くなりやすい上、死亡率も高いことが認められています。

その理由は免疫力の低下が関係しています。人間の体は体内に侵入しようとするウイルスや細菌と常に戦っています（抵抗力・免疫力）。これを感染防御機構といいますが、糖尿病になると、この機構が突破されやすくなってしまうのです。

より具体的にいえば、好中球《こうちゅうきゅう》の貪食《どんしょく》機能が低下するためです。好中球は白血球成分の一つで、体内にウイルスや細菌が侵入すると、それを取り囲んで食い殺します（貪食）。血糖値が高くなると、この機能が低下するわけです。

糖尿病の患者さんで、歯周病菌による歯周病や真菌による爪白癬《つめはくせん》（爪の水虫）のリスクが高くなるのはそのためです。

さらに感染症にかかると、すい臓から分泌される血糖値を下げる唯一のホルモンであるインスリンの効きを悪くする物質が多く出されるため、血糖値が普段以上に上昇して血糖コントロールが悪化し、糖尿病そのものにも影響が出てしまうのです。

このように、糖尿病と感染症は密接な関係にあります（図表１－２）。そのため、近年では感染症が改善されると血糖コントロールも良好になるというデータも出てきていま

（図表 1-2）糖尿病によってリスクが高まる主な感染症

上気道炎・肺炎・結核	上気道炎とは鼻や喉の炎症で、いわゆる風邪のこと。こじらせると気管支炎、肺炎を引き起こす。結核は治療法が確立し、現在では亡くなる人は減少したが、患者数自体はあまり減っておらず油断できない病気。
歯周病	口の中の歯周病菌による歯ぐきの慢性感染症。糖尿病の人は歯周病にかかりやすいばかりでなく、歯周病になることによって血糖コントロールも悪化するという負の連鎖を引き起こす。
皮膚感染症	白癬《はくせん》やカンジダ症が全身に起こりやすく、とくに唇や陰部などの皮膚の薄い部分に出てくる。足の水虫が潰瘍《かいよう》へと進行し、壊疽《えそ》の原因になることもあるので甘く見てはいけない。水虫は皮膚だけでなく、爪にも広がる。
尿感染症	糖尿病によって自律神経が侵されると、膀胱が十分に収縮せず、尿が残ってかかりやすくなる。女性に多く、通常は尿道から感染し、膀胱炎《ぼうこうえん》、腎盂炎《じんうえん》、腎盂腎炎《じんうじんえん》と重症化していく。
胆のう炎	胆石があると起きやすい病気で、糖尿病の人は胆石を抱えていることが多く、また自律神経障害で胆のうの収縮が不十分になることで、胆汁が胆のうに残って細菌が増殖しやすくなる。

す。とくに歯周病の治療で歯肉の炎症が引くと、インスリン抵抗性が改善された、という臨床研究が数多く報告されています。つまり、〝外堀〟からも糖尿病対策は可能なのです。

重症化リスクを大きく左右するものとは

同じ糖尿病患者でも、ある条件によって、感染症の重症化リスクは大きく変わってきます。それは血糖コントロールができているかどうか、の違いです。

血糖コントロールとは、血液中のブドウ糖＝血糖の値をある一定の範囲内に保つようにすることです。血糖コントロールができていれば、たとえ食後に一時的に血糖値が高くなっても、やがて適切な状態に戻ります。

これは新型コロナ感染症が蔓延《まんえん》した初期段階から指摘されていました。

武漢大学人民病院の調査では、中国河北省の7337人の新型コロナ患者のうち、952人が2型糖尿病患者でした。そのうち、人工呼吸器の装着が必要となったり、多臓器障害の発生や死亡リスクが高かったのは、血糖コントロールがうまくいっていなかった人たちでした（528人）。逆に良好な人たち（282人）は比較的軽症で済み、合併症や重症化リスクは軽減されたといいます。

この調査では血糖コントロールをどの程度改善すればよいかも示され、70〜180mg/dlの範囲で良好にコントロールされている患者は、180mg/dlを超えている血糖コントロール不良の患者に比べ、死亡リスクが抑えられていることも明らかになりました。

また、過去1〜2カ月の平均血糖値の指標であるヘモグロビンA1c《エーワンシー》（6・5％以上で糖尿病が強く疑われる。以下、HbA1c）の平均値は、コントロール良好のグループで7・3％、コントロールできていないグループでは8・1％でした。

現段階では、なぜ血糖コントロールができていないと重症化するか、明確な要因は不明ですが、データからは差異があることは明らかです。

もちろん、合併症を引き起こすリスクに血糖コントロールが大きく関わっていることはいうまでもないでしょう。たとえインスリン注射を使っていても、しっかりコントロールできていれば、重症化リスクは低減されます。

逆に空腹時血糖値などの数値がそれほど極端に高くなくても、一日中、常に高めの数値で推移したり、後述する食後血糖値が著しく高かったりするなど、血糖コントロールができていないと、重症化リスクは高まってしまうのです。

三大合併症だけじゃない！　がんや認知症のリスクも

糖尿病になって怖いのは感染症ばかりではありません。ご存じの通り「糖尿病性網膜《もうまく》症」「糖尿病性神経障害」、そして「糖尿病性腎症」は、糖尿病の三大合併症と呼ばれています。

ここで少しおさらいしておくと、糖尿病は一言でいえば、血糖値が高い「高血糖」が長く続く状態。血糖値とは血液中に含まれるブドウ糖の濃度です。

食事によって吸収される炭水化物などの糖質は、主に十二指腸でブドウ糖に分解され、小腸で吸収されたあと血液中に取り込まれます。そして体のさまざまな組織に運ばれ、エネルギー源となります。

糖質を摂取した食事後には血糖値は上昇しますが、通常はすい臓から分泌されるインスリンによって筋肉などに取り込まれることで、適正にコントロールされます。しかし、そのインスリンの分泌が少なくなったり、出なくなったり、あるいは分泌されても効き目が弱くなったりすると（インスリン抵抗性）、血糖値を下げることができず、高血糖状態が続くことになり、糖尿病を発症します。言い換えれば、インスリンが十分に働かないために起こる病気が糖尿病です。

そして高血糖が続くと、次第に血管が余分な糖によって傷つき、全身の臓器や神経にさまざまな障害を引き起こします。

厄介なのは、初期段階ではほとんど自覚症状がないことです。病気が進行すると喉の渇き、頻尿、異常な空腹感、疲れ、歯周病の悪化などの症状が出始め、さらに進むと先に挙げた合併症を誘発するわけです。

たとえば、網膜症は眼球の網膜毛細血管がダメージを受けることによって発症し、進行すれば、失明の原因になります。日本の失明者のうち、糖尿病性網膜症が失明原因の第2位です（1位は緑内障）。

神経障害では末梢神経に障害が出れば足のしびれや冷え、つりやすくなるなどの症状が表れ、自律神経では排尿障害、勃起障害、立ちくらみなどが引き起こされます。

そして腎症では、老廃物をろ過する役割を果たす糸球体《しきゅうたい》に障害が起こり、尿たんぱくが増加、やがて人工透析が必要な体になってしまいます。日本で人工透析の治療を受ける人の約4割は糖尿病性腎症が原因です。

また、最近ではがんや認知症と糖尿病の関連も明らかになってきました。

どちらもそのメカニズムは完全には解明されていませんが、たとえば、がんでは糖尿病患者とそうでない人とを比べると、発症リスクは肝臓がんで1・97倍、すい臓がんで1・85倍、結腸がんで1・4倍、すべてのがんでリスクが1・2倍高まるというデータがあります（厚生労働省「政策レポート〈がん対策について〉」などより）。とくにすい臓がんは、糖尿病が「ほぼ確実な危険因子」とされています。

その要因には、高血糖状態が細胞内の酸化ストレス（活性酸素などが増える状態）を高め、DNAを変異させること、高インスリン血症（血中のインスリン濃度が高い状態）ががん発症に影響することなどが指摘されています。

また、糖尿病とがんの危険因子、すなわち肥満・運動不足、不適切な食事、喫煙・飲酒などが共通しているため、どちらも発症リスクが高まると考えられています。

認知症との関係では、糖尿病になって高血糖状態が続くと、動脈硬化が進行するため、脳梗塞や脳出血を引き起こし、脳血管性認知症になりやすくなることは以前から知られていました。

実際、糖尿病の人は、脳血管性認知症に約2・5倍、アルツハイマー型認知症に約1・5倍なりやすいと報告されています。

アルツハイマー型認知症は、アミロイドβ《ベータ》という異常たんぱく質が脳内に蓄積することで発症するとされています。糖尿病になってインスリン抵抗性が強まると、このアミロイドβの分解・除去能力も低下してしまうため、アルツハイマー型認知症になりやすくなると考えられるのです。

このように、認知症の約9割を占めるアルツハイマー型認知症と脳血管性認知症が、ともに糖尿病になることでリスクが高まることがわかってきたのです。

また、糖尿病治療の副作用で重症の低血糖が起きることでも、認知症を引き起こすリスクが高くなると指摘されています。

健診数値には出てこない「食後高血糖」に要注意

前述の糖尿病の三大合併症はいずれも細い血管で起きる「細小血管症」です。しかし、血管の障害はこうした細い血管だけでなく、太い血管にも起こります。こちらは「大血管症」と呼ばれ、動脈硬化、脳梗塞や心筋梗塞、足の壊疽《えそ》などです。

血糖値が正常な人の脳梗塞の発症リスクを1とした場合、糖尿病の人のリスクは男性で2・22、女性では2・63にもなります。そのため、現在では脳梗塞は「第4の合併症」といわれることもあります。

みなさんもご存じの通り、糖尿病の診断は、血糖値やHbA1cなどさまざまな検査値によって総合的に判断されます。

まず空腹時血糖値とHbA1cを測定し、前者が126mg/dℓ以上、後者が6・5%以上あれば、糖尿病と診断されます。また、随時もしくは75gのブドウ糖を飲んだあとの血糖値が200mg/dℓの場合も糖尿病診断が下されます。

じつはこの基準となる数値は、三大合併症の一つ、網膜症を引き起こすリスクから導かれたものです。つまり、細小血管症へのリスクに対するボーダーラインなのです。

しかし、最近の研究では糖尿病のもう一つのリスクである大血管症に関しては、異なるファクターがあることがわかってきました。それが「食後高血糖」です。

食事で炭水化物などをとると、血糖値は健康な人でも上昇しますが、素早くインスリ

（図表 1-3）食後高血糖が危険な理由

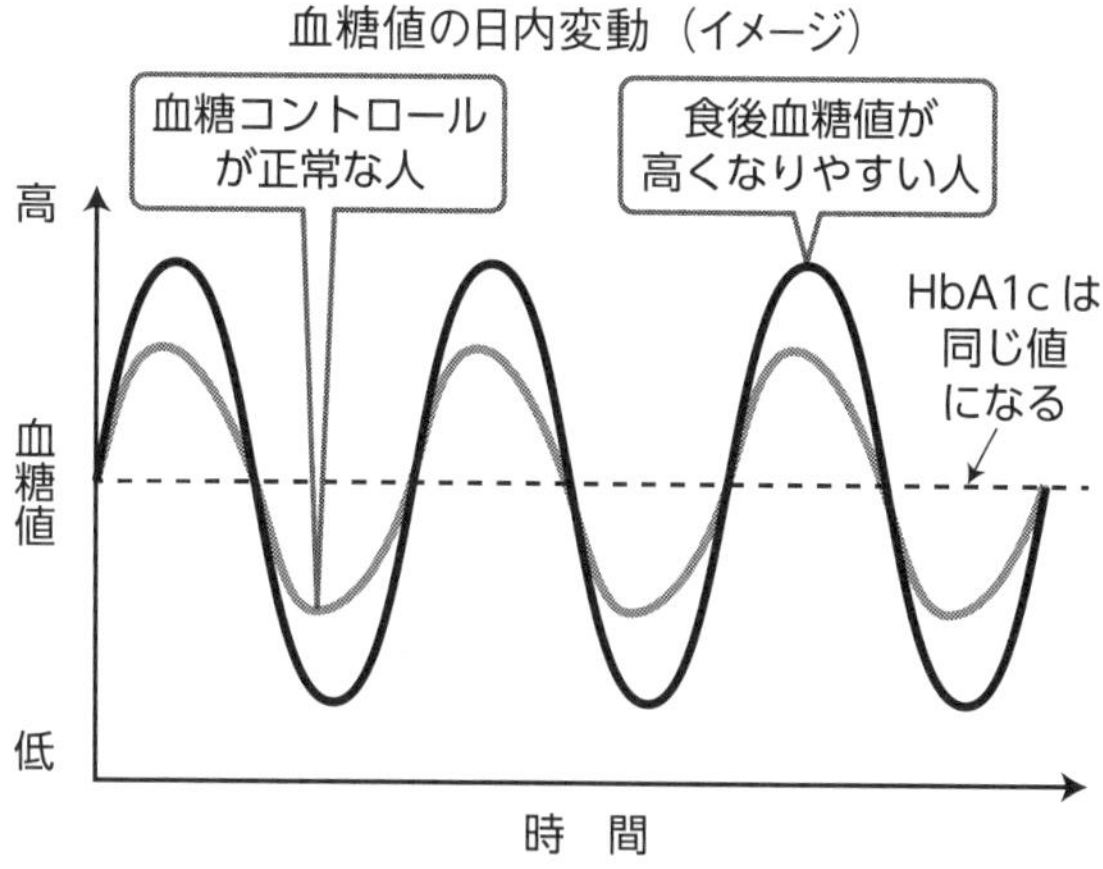

HbA1c値が同じでも血糖値の変動が大きいほど、動脈硬化が進んで心筋梗塞や脳梗塞を起こしやすい。

ンが分泌され、通常2～3時間以内に正常値（110mg/dℓ未満）に戻ります。しかし、血糖値がなかなか低下せず、長い時間140mg/dℓ以上の値が続くと、食後高血糖と判定されます。

これは多くの場合、インスリンの分泌が遅れることが原因です。つまり、必要なタイミングでインスリンがすぐに分泌されないために、高血糖状態が長く続いてしまうのです。

そして、食後高血糖の人たちは、空腹時血糖値が高くなる以前の段階で、すでに動脈硬化のリスクが高くなることが明らかになっています。食後高血糖の状態が徐々に血管内を蝕《むしば》むようにダメージを与えていると考えられているのです。

（図表1-4）食後血糖値が高いと死亡率が2倍に

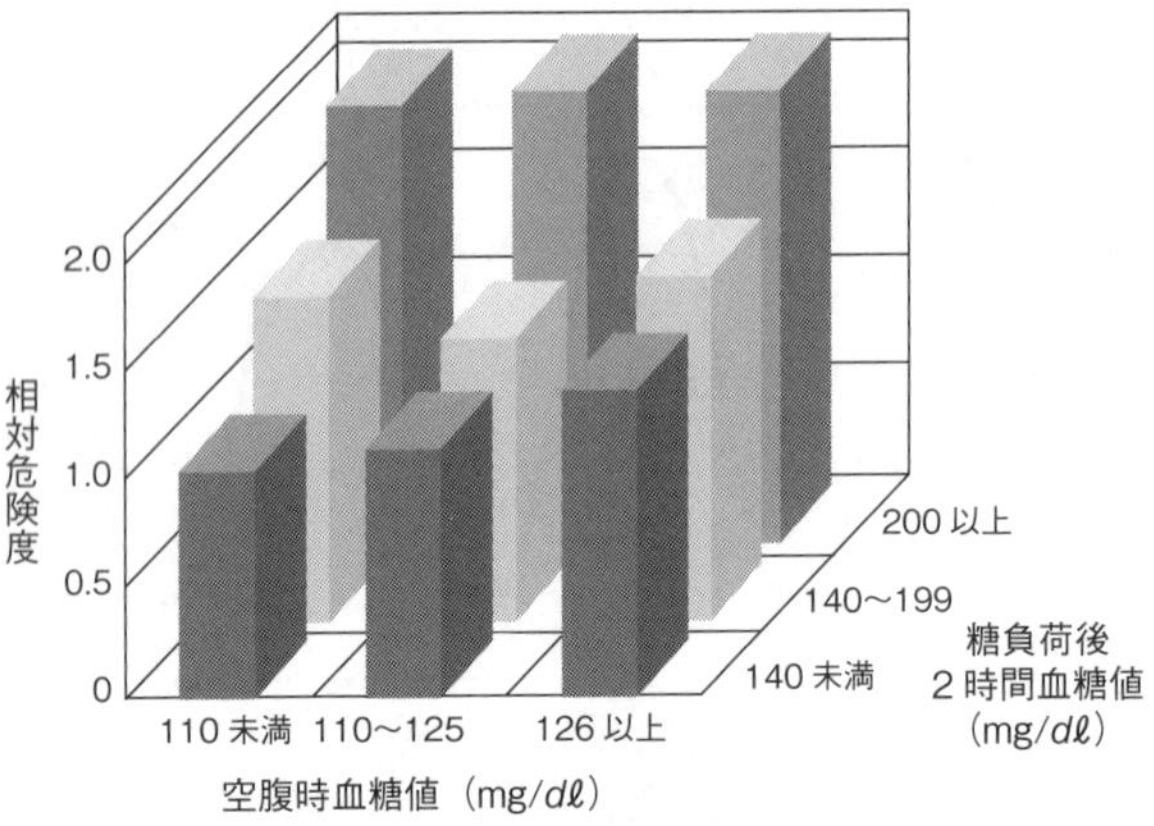

DECODE-study group：Lanset 354：617-621, 1999

図表1－4は空腹時血糖値と糖負荷後2時間血糖値（日常においては食後血糖値に相当）の上昇に伴う死亡率の変化を比べたものです。

これを見ると、空腹時血糖値が高くなっても、死亡率に大きな変化はありません。一方、食後血糖値が上昇すると死亡率は約2倍になることがわかります。

そして、食後高血糖の可能性が高いのは、空腹時血糖値110～125㎎/㎗、HbA1c6・0～6・4％の人たち、つまり、糖尿病と診断されるには至っていないものの、「将来糖尿病を発症するリスクが高い」グループで、境界型、あるいは糖尿病予備群と呼ばれる人たちです。とくに高血圧・脂質異常症・

肥満などがある人は、糖尿病に進行する確率が高くなります。

境界型と診断されても、

「まだ予備群だから大丈夫」

と高《たか》をくくる人も中にはいるでしょう。しかし、大血管へのダメージはこの時点から静かに、しかし確実に進行しているのです。

予備群の段階でも食後血糖値が高い人はイコール糖尿病であり、また動脈硬化の危険因子を抱えていると認識すべきだと私は思います。メタボリックシンドロームの人も、同様の傾向があります。

食後高血糖は、従来の空腹時血糖値だけでは見逃されてきた新たなリスクです。

私は血糖値に関して、患者さんの腹部の皮下脂肪にセンサーを取り付け、24時間の血糖値を5分間隔で連続して計測できるＣＧＭという装置で、血糖日内変動を計測したことがあります。

その結果、朝食前の空腹時血糖値が１２６㎎/㎗未満、つまり糖尿病と判定されないケースの人でも食後血糖値が通常より高くなる人は珍しくありませんでした。

また、HbA1cが6・5~7・0%、さらに高い7・0~8・0%の人の中にも空腹時血糖値は基準値以下というケースもありました。

つまり、空腹時血糖値だけでは早期の糖尿病でもある食後高血糖を見逃す可能性が大いにあるということです。

予備群、ならびにメタボリックシンドロームの人は、空腹時血糖値のデータを鵜《う》のみにせず、早い段階で食後血糖値を検査し、高値の傾向があれば、早期に治療することが、糖尿病のみならず、心筋梗塞や脳梗塞、認知症などを防ぐことにつながります。

なお、食後血糖値は食後1~2時間後に病院で測ることもできますが、最近では尿を採取して調べる尿糖試験紙法があり、家庭でも簡単にできます。尿糖試験紙はドラッグストアなどでも購入できます。

「糖毒性」の怖さを知っておこう

食後高血糖の状態は、前述したように動脈硬化を引き起こします。また、予備群の人に多いことからもわかるように、糖尿病へと進行するシグナルでもあります。

食後高血糖は食後のインスリンの分泌が遅れることが原因と説明しましたが、この遅れが負の連鎖を引き起こします。

インスリンは血液中の糖を筋肉などの細胞に取り込む役割を果たしていることは前述しましたが、インスリンの分泌が遅れると、糖は行き場がなくなり、血液中にあふれてしまうことになります。これが高血糖状態です。

すると、すい臓では、あふれた血糖を抑えようと、追加でインスリンを分泌します。このサイクルが常態化して繰り返されると、やがてすい臓でインスリンを作るβ細胞が疲弊して、徐々にインスリンを作る能力自体が弱まってしまいます。インスリン分泌予備能も無限ではありません。限りがあります。

さらに高血糖の状態そのものが、インスリン分泌を低下させたり、インスリンの効きの悪化（インスリン抵抗性）を招いたりします。それがさらに血糖値を押し上げることにつながるという悪循環を招きます。これを「糖毒性」といいます。

加えて、高血糖状態が続くと、過剰に分泌されたインスリンの血中濃度が高くなり、高インスリン血症の状態になります。高インスリン血症では肥満になるリスクが高くなった

（図表1-5）糖質＋脂質で血糖値が下がりにくくなる

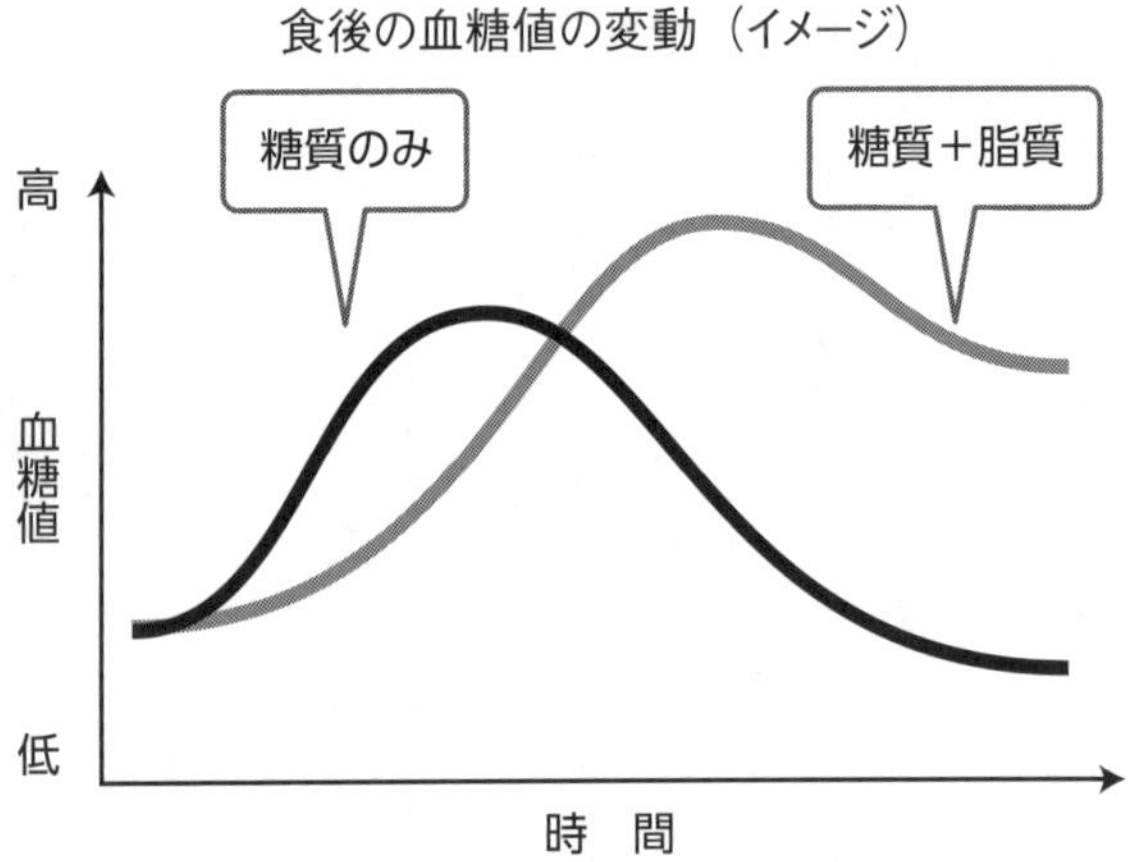

同じ糖質量でも、たっぷりの脂質とともにとると、血糖値が上がりやすく、また下がりにくくなる。

り、さらなるインスリン抵抗性を招いたりします。

ただでさえ肥満状態にあると、脂肪細胞からインスリンの効きを悪くさせる生理活性物質（サイトカイン）が放出されてインスリン抵抗性を強めたり、肥満症に伴う過剰な遊離脂肪酸がインスリン分泌能を低下させたりするため、血糖値が上昇しやすくなります。これを「脂肪毒性」といいます。

つまり、肥満の人は、脂肪毒性と糖毒性のダブルパンチで、血糖値コントロールが効かなくなる可能性が高いわけです。

肥満が糖尿病を招き、悪化させる要因はここにあります。

このことから、糖尿病（2型糖尿病。以

下、とくに断りがない場合は、２型糖尿病を指します）を予防するためには、まずは食後高血糖を検査するとともに、肥満を解消することが第一歩であり、転ばぬ先の杖になるわけです。

また、肥満に関係なく、脂肪のとり過ぎは血糖コントロールにおいてマイナスに働きます。

脂肪毒性によってインスリン分泌能が低下することも一つの理由ですが、それだけではありません。詳しくは第3章で解説しますが、仮に同じ糖質量の食事をしたとしても、糖質を単独でとったときより糖質と脂肪を一緒にとったときのほうが、糖と脂肪の相乗効果で血糖値が下がりにくくなることが明らかになっているからです。

日本人が糖尿病になりやすいのはなぜか

一生のうちにすい臓から分泌されるインスリンの総量については、生まれつき決まっている、と考えられています。

元来、日本人を含むアジア人は、インスリンを分泌する能力（インスリン分泌予備能）

が欧米人に比べて低いとされています。そのため、アジア人はそれほど太っていなくても、糖尿病になりやすいのです。というのも、肥満によってインスリン抵抗性が強まると、下がらない血糖値を下げるためにより多くのインスリンが分泌されるようになります。ただでさえインスリン分泌予備能が低いアジア人は疲弊・枯渇が早くなり、糖尿病になってしまうわけです。

一方、欧米人にはアジア人ではあまりお目にかかれない、超肥満な人が存在します。たとえば、元大関の小錦さんのような体型の人。小錦さんはあれだけ太っていても糖尿病ではないといいます。

小錦さんはハワイ出身のポリネシア系でアジア人の系統ではありません。もともとインスリン分泌予備能が高いため、肥満状態でインスリン抵抗性が強まっても、十分にインスリンを分泌し続けることができるために枯渇することがなく、糖尿病にならずにいられる、と推測されます。日本人であれば、あそこまで太る前にすい臓がギブアップして糖尿病になってしまいます。日本人にとって、肥満がいかに大敵かを示す例の一つです。

日本人に肥満が増えた大きな理由は、食事の欧米化といわれます。実際、アメリカに移住した日系人では糖尿病の頻度が高いことが明らかになっています。

最新の「国民健康・栄養調査」（２０１９年）によると、日本人男性の３人に１人が肥満（ＢＭＩ25以上）です（女性は22・３％）。コロナ禍にあって、「コロナ太り」という言葉が生まれるなど、肥満の傾向はさらに高まっています。

糖尿病を招く肥満の怖さを理解し、肥満にならない努力が必要です。

糖尿病専門医の私が「糖質制限」をすすめない理由

肥満やメタボリックシンドロームが糖尿病にとって大敵であることはわかっていただけたかと思います。無理なくダイエットを実践することは、血糖コントロール、糖尿病のリスクを回避する上でもとても大事です。

ダイエットといえば、近年よく耳にするのが「糖質制限」や「低糖質」「低炭水化物」といったワードです。いまやダイエットの定番になりつつあるようです。

糖質とは体のエネルギー源となる炭水化物から食物繊維を除いたもので（73ページ図表2－3参照）、米や小麦粉、砂糖などが代表で、体内に入るとブドウ糖になります。

ダイエットの面で見ると、通常、血液中のブドウ糖は筋肉などに取り込まれ、エネルギー源になりますが、取り込むことができなかった余剰のブドウ糖は中性脂肪に変えて、脂肪細胞にため込もうとします。

糖質制限をすると、余剰のブドウ糖が減少して糖が脂肪にため込まれなくなります。また足りないエネルギー源を補うために、肝臓で脂肪を分解してケトン体が作られるため、体脂肪燃焼によるダイエット効果が期待できる、というわけです。

もちろん、糖そのものの摂取を抑えているので、血糖値の上昇を防ぐこともできるため、血糖値が気になる人や糖尿病患者さんの中には、積極的に糖質制限をする人もいます。

血糖値を上げるのは主に糖ですので、短期的には糖質制限によって確実に血糖値は下がります。

しかし、それでも私は、糖尿病、または予備群の人たちに糖質制限を積極的にはおすすめしていません。

それはなぜか？

まずは、日本糖尿病学会も見解を出していますが、長期間、糖質制限をしたときに、体への影響に対するエビデンス（科学的根拠）が確立されていないことです。

糖質ダイエットが話題になってまだ10〜20年ほどでしょう。生命維持に欠かせない三大栄養素の一つである糖質を極端に制限した食生活を長期間続けた場合、体にどんな影響が出るか、あるいは糖質制限をやめたあとの反動がどうなるのか、基本的な問題が解決できていないのです。

また、どれくらい糖質をカットし、たんぱく質や脂質の摂取量や割合はどれくらいにするといいのか、エビデンスに基づいたノウハウがありません。個々人が自分の感覚や経験則で行っているケースが多いのが実態でしょう。

糖質制限を提唱する医療者によっても、糖質は50％以下に抑えたほうがいい、という人もいれば、なかには30％以下にすべき、という人もいて、信頼できる基準値がありません。

糖質制限を推奨する人たちがキモとする点は、エネルギー源としてケトン体が作られることです。

ケトン体は糖質の供給が減少した際に、糖に代わってエネルギー源とすべく脂肪（脂肪酸）から産生される化合物で、飢餓状態や高熱・嘔吐《おうと》、激しい運動などをしたときに、体の緊急対応措置として作られるものです。

脂肪が分解されるわけですから、たしかに体重減少につながります。しかし、ケトン体が出ている状態は正常ではありません。ケトン体は体が発するＳＯＳ、生体防御反応なのです。したがって交感神経の働きの低下、基礎代謝が落ちるなどの事象が起きます。

実際、糖質制限がブームになって以降、糖尿病治療の現場でよく起こる問題があります。

糖尿病の患者さんがよく服用している薬に、余分な糖を尿と一緒に強制的に体外に排出して血糖値を下げるＳＧＬＴ２《エスジーエルティーツー》阻害薬があります。この薬を内服中の患者さんが自己判断で糖質制限をしたために「正常血糖ケトアシドーシス」を引き起こして、救急搬送されてくるのです。

ケトアシドーシスとは代表的な糖尿病の急性合併症で、弱酸性物質であるケトン体が増えたことで、血液が酸性に傾いて起こる症状です。脱水症状や意識障害などを引き起こし、最悪の場合、命を落とすケースもあります。

糖尿病の患者さんにとって糖質制限はこのようなリスクを伴うため、私はＳＧＬＴ２阻害薬を処方している患者さんには必ず糖質制限を行っていないかを確認するとともに、尿検査を行い、自己判断で糖質制限を行っている患者さんでケトン体が確認されたら、服用を中止しています。

そもそも、ＳＧＬＴ２阻害薬服用の有無にかかわらず、糖尿病患者さんには糖質制限をおすすめしていません。

長期的に糖質制限を続ければ、体になんらかの影響が出るのは、十分に予想されます。また、ケトン体は、体の緊急措置であるため、一時的に出ても、継続して出続けることは考えにくいというのが、私の見解です。

糖質制限をしていても高血糖になってしまうメカニズム

糖質制限は糖質さえ制限すれば、三大栄養素のそのほかのたんぱく質や脂質は比較的自由に食べていい、というのが一般的な方法のようです。つまり、肉や魚、豆、卵やチーズ、バターなどは制限がありません。

そこが糖質制限の魅力的な部分ではあるでしょうが、糖尿病患者、あるいはその予備群の人たちにとっては落とし穴です。

糖質を制限することで、相対的にたんぱく質の摂取が増えます。たんぱく質の増加は腎臓に負荷をかけます。

とりわけ糖尿病歴が長く腎機能が低下しているような人は、腎臓への負担が大きくなるため、たんぱく質のとり過ぎは御法度《ごはっと》です。たとえ短期的に血糖値が下がっても、腎機能が悪化すれば元も子もありません。

同じように、脂肪の摂取が相対的に増えても、前述したように脂肪毒性の問題が生じます。

また、肉や乳製品など動物性脂肪に多く含まれる飽和脂肪酸（一般的に肉や乳製品に含まれる、常温では固形の脂肪分。67ページの図表2－2参照）のとり過ぎは動脈硬化、循環器系疾患の増加につながります。

一つの栄養素を極端に控えるということは残りの栄養素の摂取割合を高めることになります。結果的にバランスが崩れ、残りの栄養素のとり過ぎにつながります。それがさまざまな体の不調を引き起こし、血糖コントロールをかえって悪くすることにもつながります。

実際に、それを象徴するケースがありました。

中国に単身赴任していた2型糖尿病の患者さんで、血糖降下薬を服用していた方がいました。中国では経口《けいこう》血糖降下薬が処方箋なしで薬局で購入できるため、10年ほど前から病院に通わず、自分で血糖値を測定しながら対処していたといいます。

しかし、あるときから血糖降下薬では血糖値が下がらなくなり、自己判断で内服薬を中止し、炭水化物をいっさいとらない糖質制限食に切り替えたというのです。具体的な食事は、野菜類と目玉焼き（朝食3個、昼食1個、夕食1個）を毎日食べる、という内容です。

それでしばらくは血糖値が安定していたようですが、2020年春頃から視力障害が出始め、同年9月に帰国した頃には口の渇きも強くなり、慈恵医科大学病院を受診しました。

すぐに検査をしたところ、高血糖に加え、悪玉コレステロール値は305㎎/㎗（基準値60～119㎎/㎗）、中性脂肪は271㎎/㎗（基準値30～149㎎/㎗）と高い値で、即入院となってしまったのです。

そもそも糖質制限をしたのに、なぜ高血糖状態になってしまったのでしょうか。

これは、たんぱく質と脂質のみをエネルギー源としたことで、血中の脂肪酸（遊離脂肪酸）濃度が高くなり、脂肪毒性を介してインスリン分泌能が低下したためと思われます。そのため、少量の糖質しかとっていなくても（どんな食品でも、たいていはわずかながらでも糖質は含まれています）、血糖値が上昇してしまったということです。

幸い、この患者さんはインスリン治療によって血糖コントロールができるようになりましたが、放置しておけば、糖尿病が悪化するだけでなく、心筋梗塞や脳梗塞を発症してしまっていたかもしれません。

また、第2章、3章で詳しく触れますが、炭水化物には食物繊維を含むものが多いため、炭水化物を制限すると食物繊維不足となり、血糖コントロールをはじめ、腸の健康を阻害するなど、全身の健康にも影響が出ます。

さらに腸内環境でいえば、糖質制限下では積極的に食べてよいとされる肉、とくに赤身肉（牛肉・豚肉・羊肉）は、食べ過ぎると腸内環境が悪化するばかりか、大腸がんのリスクも高まるので注意が必要です。

無理な糖質制限より腸のインクレチン・スイッチをオンにする

前項で糖質制限のリスクから腸内環境に言及しましたが、血糖コントロールにおいても、腸内環境が非常に大事な役割を果たしていることがわかってきました。

腸内分泌細胞から分泌されるインクレチンというホルモンです。

このホルモンは、食事をすると腸壁から分泌され、すい臓のβ細胞にインスリンを出すシグナルを送る働きをします。すなわちインスリン分泌の司令塔なのです。

インクレチンは消化管ホルモンの総称ですが、現在、ＧＩＰ、ＧＬＰ－１の２種類が知られています。

このうちＧＬＰ－１（グルカゴン様ペプチド１）はインスリンの分泌促進に加えて、食欲を抑制し、さらにインスリンを分泌するすい臓のβ細胞の増殖を促す作用があるとされています。この作用に注目して、ＧＬＰ－１の皮下注射薬など、糖尿病治療のためのインクレチン関連薬が続々と開発されています。

その中の一つ、ＤＰＰ－４阻害薬は、副作用も少なく血糖値を良好にコントロールでき

（図表 1-6）腸からインスリン・スイッチをオンにするしくみ

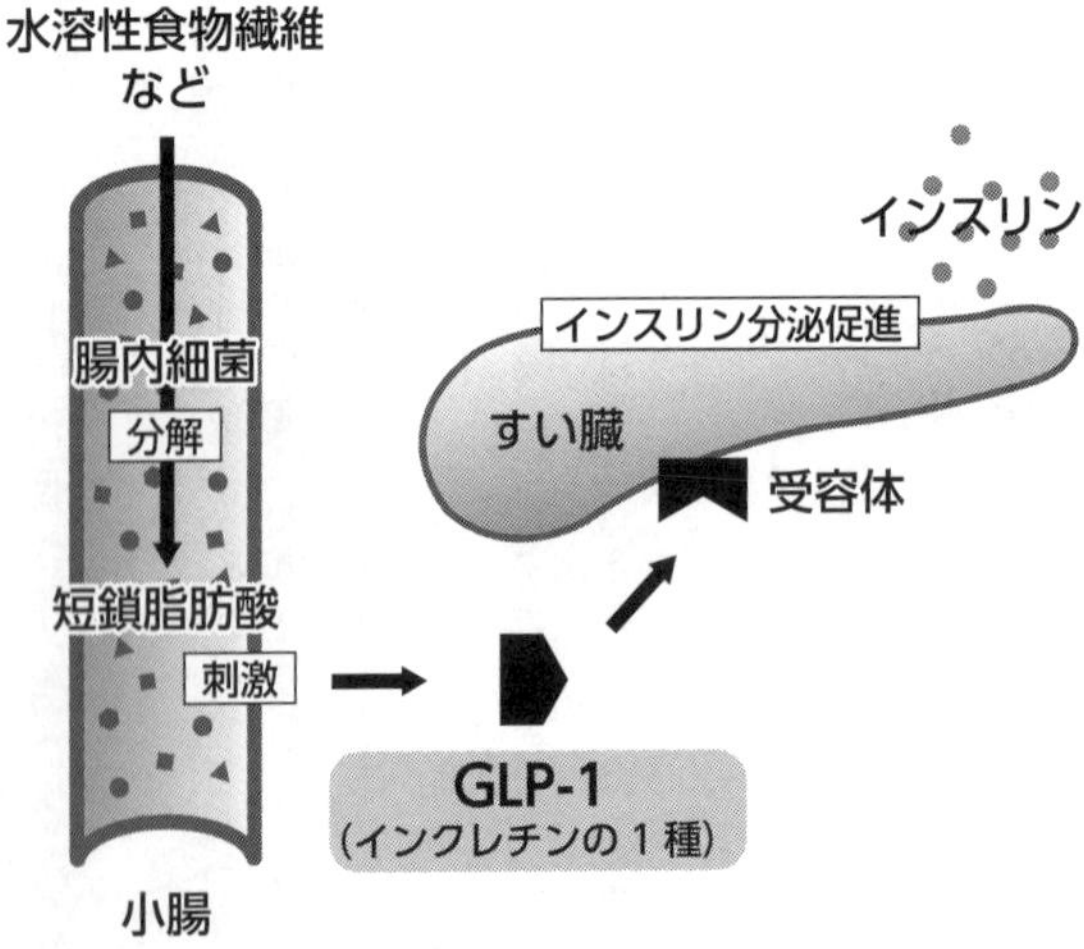

る治療薬です。

ＤＰＰ－４はＧＬＰ－１の活性を失わせる酵素で、ＤＰＰ－４阻害薬はその働きを阻害することで、ＧＬＰ－１の作用効率を高めます。現在では2型糖尿病の患者さんに最初に使われる薬の一つになっています。

インクレチンが多く分泌されるのは食事をとったあとであるため、ＤＰＰ－４阻害薬の効果も食事後に強く表れ、食後高血糖を改善する効果が期待できます。

そして、そのインクレチン分泌の旗振り役を担っているのが「短《たん》鎖《さ》脂肪酸」です。

短鎖脂肪酸は、ある種の腸内細菌が、主に水溶性食物繊維を分解することによって作り出しています。つまり、水溶性食物繊維を摂取すれば、インスリンの分泌を促すインクレチンの分泌が高まるのです（図表1－6）。

水溶性食物繊維に関しては第2章、3章で詳しく触れますが、食事の際に食べる順番を工夫するだけでも、効果的にインクレチンを分泌させることができます。

糖質制限は前述したように、リスクもあります。その点、水溶性食物繊維をとって、インスリン・スイッチをオンにし、腸内環境を整えることのほうが合理的、かつ安全に血糖コントロールできるのです。

腸内環境を整えることの重要性

腸と糖尿病の関連で、もう一つ新しいトピックを紹介しましょう。

2型糖尿病の治療薬の一つにメトホルミンがあります。

この薬は半世紀以上前に発売され、世界で最も使われている糖尿病治療薬の一つです。肝臓での糖新生を抑制したり、筋肉への糖の取り込み促進などによって、血糖値を下げる効果があります。

ちなみに肝臓での糖新生とは、本来、空腹時などに低血糖による臓器障害などから体を守るために肝臓によって糖を作り出す機能です。正常な状態ではインスリンによって制御されていますが、インスリンの分泌能力が低下すると、糖新生をコントロールできなくなり、肝臓で過剰に糖を作り出して、高血糖状態を引き起こしてしまいます。

糖新生抑制などを含め、メトホルミンの作用メカニズムはわかっていませんでしたが、最近になって、その特性が次々と明らかになりました。

メトホルミンは、先に紹介したインクレチンの分泌に関わっていて、インクレチンの一種であるＧＬＰ－１の分泌を促進する作用があることがわかってきたのです。

また、腸内フローラ（腸内細菌叢《さいきんそう》）に影響を与えている可能性も報告されています。

糖尿病患者にメトホルミンを投与すると、80種類以上の腸内細菌の種が変化します。また、メトホルミン服用者の便を糖尿病マウスに便移植《べんいしょく》したところ、マウスの血糖値が改善したという報告もあります。

つまり、メトホルミンの作用機序《さようきじょ》（病気を改善させるメカニズム）は腸内で起きており、腸内環境を改善するとともに、便として糖を排泄《はいせつ》し、血糖値を下げていることが推測されたわけです。

この実験は神戸大学で行われたものですが、２０２０年に同大学の研究グループから新たな研究成果が公表されました。

ブドウ糖に似たＦＤＧという物質を患者に投与し、体内での居場所を追跡すると、メトホルミンを飲んでいる患者には、飲んでいない患者よりも多くのＦＤＧが腸に集まっていることがわかりました。

集まっている場所も腸の壁ではなく、小腸の肛門側から大腸にかけての腸の中（便など）に多かったということで、従来考えられていた、メトホルミンが便から糖を排出させるという説がより補完されたといっていいでしょう。

こうした一連の報告から、メトホルミンの作用機序に腸内フローラ、および腸内細菌が密接に関与していると推測できます。

ヒトの大腸内には１０００種類以上、１００兆個以上の細菌が棲《す》みついているといわれています。これらの細菌は種類ごとにグループを作っています。ちなみに、腸内フローラとは、その様子を顕微鏡でのぞくとお花畑のように見えることからネーミングされました。

最近の研究ではこの腸内フローラは腸内の調子だけでなく、メタボリックシンドロームや生活習慣病、免疫といった全身の健康とも関わっていることが明らかになっています。

たとえば、動物実験では、インクレチンの分泌にも関与していた短鎖脂肪酸の一種である酢酸《さくさん》が、脂肪細胞の蓄積を予防したり、心拍数や体温の上昇などエネルギー消費を高めたりすることに関わっていることがわかっています。どちらの働きも肥満を抑制する効果があり、糖尿病の予防にも貢献します。そして、短鎖脂肪酸は腸内フローラのバランスが良好に保たれていることで、十分な量が作られると考えられます。

一方、糖尿病患者、あるいは肥満の人は腸内フローラが乱れているという報告も多く寄せられています。さらに腸内フローラの構成菌も健康な人とは異なっており、「インスリン抵抗性を強める腸内フローラ」が存在することもわかっています。

逆の見方をすれば、腸内環境を整えれば、糖尿病の予防、改善が期待できるといえるのです。

糖尿病の食事療法では、カロリーや糖質だけでなく、食物繊維のとり方が血糖コントロールを大きく左右していることを、まずは覚えておいてください。

第2章

腸内環境がよくなれば、血糖値も安定する

松生恒夫

糖尿病・血糖コントロールのカギは腸にあった

この章では、腸の専門医の立場から、腸内環境と糖尿病の関係について見ていくことにしましょう。

私は東京慈恵会医科大学を卒業後、松島病院大腸・肛門病センター・松島クリニックの診療部長などを経て、現在は松生クリニックの院長として、腸の不調を訴える患者さんを診《み》ています。頑固な便秘に苦しむ患者さんのために「便秘外来」を設け、また、現在までに5万件以上の大腸内視鏡検査を行ってきました。

最近の消化器医学界で話題になっているのが、腸内環境と食物繊維、糖尿病との関連についてです。

アメリカのルイジアナ州立大学のフランク・グリーンウェイ教授らは、水溶性食物繊維のβ-グルカンとイヌリン、およびブルーベリーの色素成分で抗酸化物質であるアントシアニンなどを合体させた「腸内フローラに効く糖尿病の新薬（GIMM）」を作り出しました。

（図表2-1）GIMMを飲んだあとのインスリンと血糖値の変化

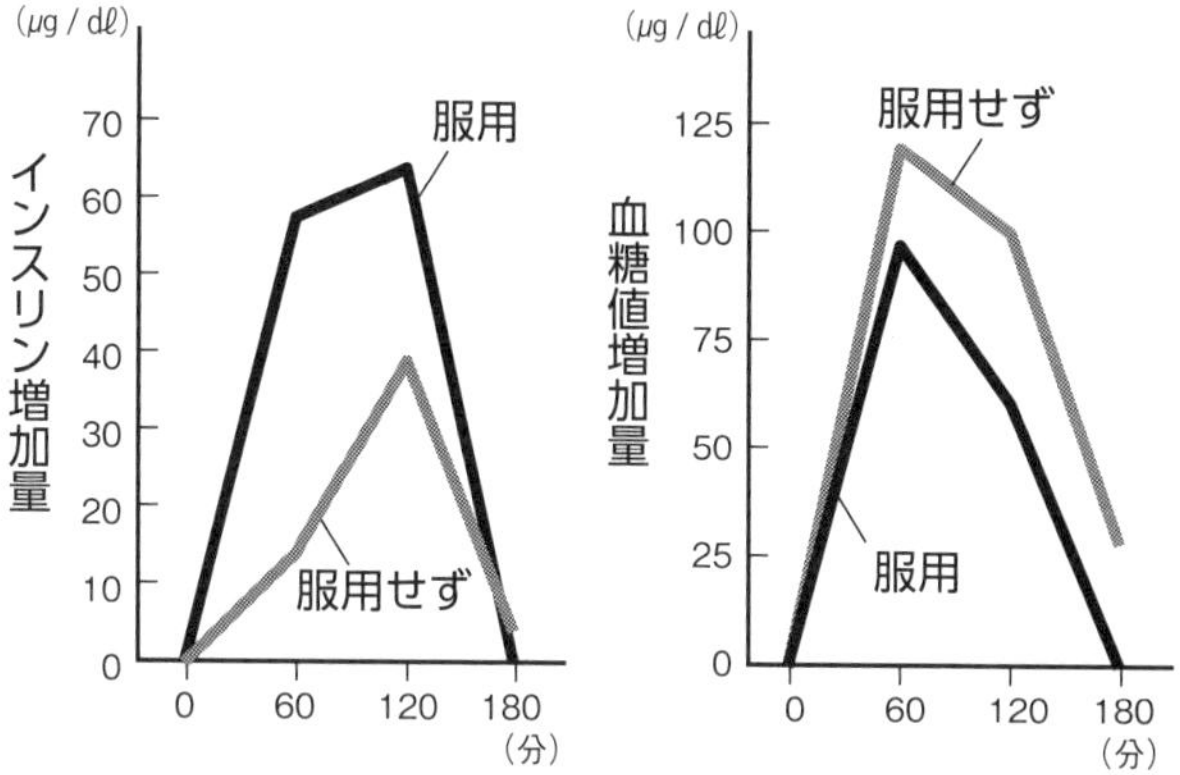

データ提供：ルイジアナ州立大学 フランク・グリーンウェイ教授

グリーンウェイ教授らは、臨床試験で糖尿病予備群、または初期の糖尿病患者を対象として、朝夕2回、GIMMを摂取してもらいました。

その結果、GIMMを摂取した人は食後のインスリンが分泌しやすくなり、血糖値の上昇が抑制されることが確認されたのです（図表2－1）。

これについてグリーンウェイ教授らは、GIMM摂取後、腸内で産生された短鎖脂肪酸に、糖尿病を直接的に改善する効果があるのではないかと指摘しています。

たまねぎやごぼうなどの野菜に含まれる水溶性食物繊維のイヌリンは、腸内で分解されて短鎖脂肪酸（腸内細菌によって作られる脂肪酸の一種。酪酸《らくさん》、酢酸、プロピオン酸など。67ページ図表2－2参照）になって腸のエネルギー源になります。

なかでも酪酸は腸内を酸性にして腸内環境を改善したり、免疫力をコントロールすることもわかってきました。

あとで詳しく述べますが、大麦などに含まれる同じく水溶性食物繊維のβ-グルカンは、腸のエネルギー源、腸内細菌の栄養分になるばかりでなく、粘り気の成分が腸内を腸内細菌にとって棲みやすい環境にするといわれています。

このように、腸によいとされるβ-グルカンやイヌリンなどの水溶性食物繊維が、GIMMのような糖尿病の新薬開発に応用されているのです。

血糖コントロールと腸内細菌の深い関係

血糖コントロールと腸内細菌の間に関連があることも、2015年3月にアメリカ・イリノイ大学によって報告されました。血糖コントロールに関与している腸内細菌名までは特定されなかったものの、腸内フローラを改善することで血糖値が改善する可能性が高いことが確認されたのです。

それによると、血糖コントロールが良好な群では腸内細菌が多く、なかでも代謝や免疫機能を高める善玉菌が多かったのです。一方、血糖コントロールがよくない群では、腸内で善玉菌が少なく、体に悪い影響を及ぼす悪玉菌が増加していました。つまり、糖尿病改善には腸内フローラが関与していることが明らかになったのです。

また、第1章で森先生も解説されていますが、神戸大学の研究チームは、糖尿病治療薬メトホルミンが血糖値を下げるメカニズムに、腸内細菌が関与していることを発表しています。ここでも、腸内フローラが血糖値に影響を与えることが示唆されるのです。

かつての日本人は炭水化物摂取量が多かったのに糖尿病が少なかった理由

食物繊維と糖尿病との関連を考える上で見落としてはならないのが、日本人の食事内容の変化です。

現在の糖尿病の罹患率は、昭和30年～40年代と比較すると35倍以上にも増加しているといいます。

当時の多くの日本人は、麦飯（米5～8対大麦5～2）を三食とっていました。しかも、一日の摂取エネルギーの中で穀物（炭水化物）が占める割合は、現代よりはるかに高く、70％前後もありました。現在、この割合は50％を切っています。要は、炭水化物を多くとっていたにもかかわらず、麦飯の時代は糖尿病が少なかったともいえるのです。

これは、大麦が入った麦飯の時代は食物繊維、とくに水溶性食物繊維を多くとっていたことが大きいと私は考えています。

先に紹介した糖尿病の新薬ＧＩＭＭは、2カップのブルーベリーと2・5ｇの大麦β-グルカン（大麦１００ｇ相当）を中心に構成されているので、ＧＩＭＭを服用しなくても、朝食に、たとえば後述するもち麦（大麦の一種）とブルーベリーをとると、血糖値が上がりづらく、しかもセカンドミール効果（最初にとった食事＝ファーストミールが血糖値を上げにくいものだと、次にとった食事＝セカンドミール後の血糖値上昇も適切に抑えてくれること）が期待できます。

β-グルカンは大麦やオーツ麦などに多く含有されています。米や小麦には含まれない、大麦ならではの成分です。ほかにも、きのこ類に多く含まれています。

ＧＩＭＭに含まれるもう一つの水溶性食物繊維であるイヌリンは、野菜（たまねぎ、アスパラガス、ごぼうなど）のほか、穀物、果物（バナナ、ブルーベリーなど）に主に含有されています。またイヌリンは、人の消化管で消化・吸収・代謝され、排便量を増やし、健康的な腸内フローラの形成に貢献するばかりでなく、血糖値の上昇抑制効果も知られています。

これらの食材の組み合わせは、糖尿病予防や腸内環境改善のために、とても理にかなった組み合わせといってよいでしょう。

知っているようで知らない食物繊維

腸の健康を維持・向上させ、さらには糖尿病を予防する食べ物・栄養素として、いの一番に挙げられるのが食物繊維です。食物繊維は、腸の健康に関わるだけでなく、糖尿病予防にも大きな役割を持っています。しかも、現代の日本人に不足している栄養素でもあるのです。

食べ物として取り入れた食物繊維は、最終的に大腸まで到達し、多くは便のもとになりますが、一部は腸の善玉菌によって分解されて短鎖脂肪酸になり、吸収されて小腸のエネルギー源になります。

さらに食物繊維は善玉菌のビフィズス菌のエサとなり、結果として腸内の善玉菌が増殖し、腸内環境が改善されます。

ちなみに、小腸の一番のエネルギー源はアミノ酸の一種であるグルタミン（うま味成分のグルタミン酸ではありません）で、二番目が、食物繊維が分解されて生じる短鎖脂肪酸の一種である酪酸です。大腸の場合は、酪酸が一番のエネルギー源です。

つまり、食物繊維をたくさんとると腸のエネルギー源が十分に供給されるだけでなく、腸の善玉菌のエサが増えて腸内環境がよくなり、さらには糖尿病を予防・改善することにつながるのです。

では、実際に食物繊維の摂取量を増やすと、糖尿病にどのような影響を与えるのでしょうか。

2013年にブラジルの研究者シルバらは、2型糖尿病に対する食物繊維の効果をまとめたデータを提示しています。

対象研究数は13で、合計対象者は605例、平均年齢は62歳です。2型糖尿病の平均罹《り》患《かん》期間は9・2年で、食物繊維摂取量を増やした期間は、最短で1カ月半、最長が6カ月とされています。

その結果、糖尿病の状態を示す検査値の一つであるＨｂＡ１ｃが、食物繊維摂取量を増やした群（食物繊維を15ｇ増加させた研究が多い）では、全体の平均としては０・52％程度改善する効果が認められました。この数値の正常値が５・６％以下ということを考えると、大きい数値といえます。

つまり、食物繊維摂取量を増加させることは、ＨｂＡ１ｃ値の改善に結びつくため、糖尿病の症状を改善させる効果が期待できるのです。

では、そもそも食物繊維とはどんなものなのでしょうか？　簡単におさらいしておきましょう。

「日本食品標準成分表」によると、食物繊維は「ヒトの消化酵素では消化されない食品中の難消化成分の総体」と定義されています。カニの甲羅《こうら》やエビの殻の成分（キチン・キトサン）のように、動物性食品に含まれる食物繊維も一部ありますが、大部分は植物性食品に含まれています。

食物繊維は、人間の体に消化・吸収されない成分ということで、その意味では、ビタミンやたんぱく質など、ほかの栄養成分のように消化・吸収されて力を発揮するものとは性質が根本的に異なります。

食物繊維が本格的に研究されるようになったのは、第二次世界大戦後のことです。従来は栄養のない食べ物のカスといわれ、栄養学的にあまり重要視されていませんでしたが、現在では、炭水化物、脂肪、たんぱく質、ビタミン、ミネラルに次ぐ第6の栄養素として位置づけられています。


食物繊維には、大きく分けて二つの種類があります。

水に溶けない不溶性食物繊維と水に溶けやすい水溶性食物繊維です。糖尿病の新薬GIMMの主要成分であるβ-グルカンやイヌリンは、水溶性食物繊維に属しています。

まずは、この二つの食物繊維の特徴を整理しておきましょう。

◇不溶性食物繊維
穀類やいも類、豆類、根菜類に比較的多い。ほかに前述したキチン・キトサンなど。

特徴1 保水性が高い

・胃や腸で水分を吸収して大きく膨らむ
↓
・腸を刺激して蠕動《ぜんどう》運動を活発にして排便を促す

特徴２　硬くて食べづらいものがある

・よく噛んで食べる
↓
・満腹中枢を刺激し、食べ過ぎを防ぐ

特徴３　大腸内で発酵する

・善玉菌が増加する
↓
・大腸の環境がよくなる
（ただし、発酵性は水溶性食物繊維より小さい）

◇水溶性食物繊維

水に溶ける食物繊維。ペクチン（キウイやバナナ、柑橘《かんきつ》類に多い）、アルギン酸（昆布、わかめなどの海藻類に多い）など。

特徴1 ネバネバしている

・水に溶けてゲル状となり、食べ物を包み込む

↓

・食べたものがゆっくり消化吸収されるようになるため、腹持ちがよくなる。血糖値の急激な上昇を抑える

特徴2 吸着性がある

・コレステロールを吸着して、便と一緒に排出する

↓

・コレステロール値の増加を抑制する

特徴３　大腸内で発酵する
・善玉菌が増加する
　　↓
・大腸の環境がよくなる

不溶性食物繊維と水溶性食物繊維は、どちらか一方だけとればいいというものではありません。それぞれをバランスよくとるのがポイントです。

私が長年、腸の不調を訴える患者さんを診てきた経験から導いた理想的なバランスは、不溶性食物繊維と水溶性食物繊維を2対1の割合でとることです。

このことは、２００２年に日本食物繊維学会誌に、次のような実験に基づいて、論文として発表しました。

アロエやセンナなどが主成分のアントラキノン系下剤を長期間連用したために、大腸の内側の粘膜が変色する大腸メラノーシス（大腸黒皮症《こくひしょう》）の症状を認めた23例の慢性便秘症の人に対して、水溶性食物繊維の一種であるポリデキストロースを7g含有した健康飲料水100mℓを30日間摂取してもらいました。

その結果、硬便を認めた20例中17例（85％）の人に便の性状の改善が認められました。また、下剤を常用した23例中14例（60・9％）で薬の減量が可能になりました。

つまり、ポリデキストロース（水溶性食物繊維）7gを30日間連続摂取することで、症状の緩和やQOL（クオリティ・オブ・ライフ＝生活の質）の改善が可能であることが明らかになったのです。

長年にわたって慢性便秘の患者さんの食事指導を行ってきた経験から、不溶性食物繊維と水溶性食物繊維の摂取量は、おおよそ2対1の割合が効果的であると考えていました。そこで、日本人の食物繊維摂取量の平均が14～15g前後（その多くは不溶性食物繊維）であることから、この実験では患者さんに水溶性食物繊維の一種であるポリデキストロース7gを摂取してもらい、不溶性食物繊維2対水溶性食物繊維1の割合に近づけたわけです。

実験の結果、「不溶性食物繊維と水溶性食物繊維の割合は2対1」が理想の割合であることが証明された形となりました。

「腸内フローラ」のバランスを保つなど、食物繊維の7つの機能

ここで、最近の研究によって新たに明らかになった事実も含めて、食物繊維の７つの機能をまとめておきましょう。

①**排便力増加**：これは従来いわれていますが、「食べ物のカスが長く腸内にとどまると大腸がんになりやすい」として食物繊維の効用を説いたイギリスの医師・バーキット博士の論文が有名です。

②**腸内環境改善作用**：食物繊維の一部は乳酸菌やビフィズス菌の栄養分となり、これらの菌を増殖させたあとに、酪酸などの有機酸となります。有機酸によって腸内自体が酸性になり、乳酸菌やビフィズス菌の生育環境にはよいのですが、いわゆる悪玉菌であるクロストリジウム系の菌は生育しにくくなるとされています。つまり、善玉菌が増加し、悪玉菌が減少することで、腸内フローラのバランスが保たれ、結果的に腸内環境がよくなるのです。

③**過食抑制効果**：胃内に食物繊維が移行すると膨張して膨満感《ぼうまんかん》を生むため、過食を抑制します。

④**血糖値上昇抑制効果**：空腸（小腸の一部）でのグルコース（ブドウ糖）吸収を抑制します。

⑤**胆汁酸吸着能**：食物繊維が胆汁酸再吸収（成人は一日あたり20〜30gの胆汁酸を肝臓から胆のうへ送り出して分泌し、小腸で食べたものに含まれる脂肪酸を吸収しやすくしたあとに、小腸下部でその95％以上を再吸収しています）を抑制して、便として排泄する効果があるため、コレステロールの吸収を抑えます。

⑥**吸着作用**：ある種の老廃物を付着させて排泄《はいせつ》させる作用があります。

⑦**免疫活性化作用**：最近、大麦に含まれる水溶性食物繊維の一種であるβ-グルカンの免疫細胞活性化が動物実験から明らかになってきました。

「短鎖脂肪酸」が腸と高血糖に効く

短鎖脂肪酸とは、腸内細菌によって作られる脂肪酸の一種で、酪酸、酢酸、プロピオン

（図表2-2）主な脂肪酸の種類

	飽和脂肪酸	一価不飽和脂肪酸	多価不飽和脂肪酸
長鎖	パルミチン酸（牛脂、ラードなど）	〈オメガ9〉オレイン酸（オリーブオイル、キャノーラ油など）	〈オメガ6〉リノール酸、ガンマ・リノレン酸（紅花油、ひまわり油、コーン油など） 〈オメガ3〉DHA、EPA アルファ・リノレン酸（青魚、亜麻仁油など）
中鎖	カプリル酸、カプリン酸（ココナッツ油など）		
短鎖	酪酸、酢酸、プロピオン酸（酢など）		

※飽和脂肪酸は常温で固体、不飽和脂肪酸は常温で液体。
※油の主成分である「脂肪酸」にはさまざまな種類があり、分子が鎖状につながっていて、その長さによって「長鎖」「中鎖」「短鎖」に分類されています。

酸などの総称です。なかでも酪酸は消化管上皮細胞を増殖させる作用、および大腸粘膜の血流量を増加させる作用が強いといわれています。

水溶性の食物繊維が大量に大腸内に流入すると、大腸に常在する善玉菌によって分解され、急激な発酵が起こります。その結果、産生された短鎖脂肪酸はすみやかに吸収されて、腸の働きが活発になるのです。

ほかにも、短鎖脂肪酸には、腸の健康にとって重要な、さまざまな生理作用があることがわかっています。

まず、吸収された短鎖脂肪酸の一部は大腸の腸管上皮細胞によって消費され、エネルギー源になります。その際に、最も多く大腸の腸管上皮細胞のエネルギー源として消費されるのが、前述した酪酸です。大部分が大腸で利用され、残りは肝臓で脂肪合成の基質として利用されます。

酪酸に次いで多く消費されるのがプロピオン酸の約50％、酢酸は約15％が大腸のエネルギー源になります。

また、短鎖脂肪酸は大腸粘膜の血流量を増やしたり、腸管上皮細胞を増殖させたりするといわれています。この働きも、酪酸の作用が最も強いのです。

短鎖脂肪酸には、結腸の運動を刺激する作用もあります。結腸の管腔《かんくう》内に短鎖脂肪酸を投与すると、すぐに強い収縮が起こって、内容物は肛門側へ移行し、そのままにしておくと結腸は弛緩《しかん》する、つまり、排便を促進する作用があることが指摘されています。この作用の強さも酪酸がトップで、プロピオン酸、酢酸の順です。

さらに短鎖脂肪酸は、大腸からの水分やナトリウムの吸収を促進し、重炭酸イオンの分泌を促進することが指摘されています。これは、解毒《げどく》促進ということにもつながります。

このように、短鎖脂肪酸の中でも酪酸の役割が、大腸の機能にとって最も重要であることがおわかりいただけるでしょう。

短鎖脂肪酸は〝天然の太らない薬〟

もう一つ、短鎖脂肪酸の作用として注目したいのが肥満抑制効果です。最近のトピックとして、少し詳しく紹介しましょう。

本章の冒頭でも紹介したルイジアナ州立大学のフランク・グリーンウェイ教授の研究によれば、「短鎖脂肪酸は〝天然の太らない薬〟」としています。

肥満は、脂肪細胞と呼ばれる細胞が内部に脂肪の粒を蓄え、肥大化することで起きます。エネルギー源を蓄えておくのが役目の脂肪酸は、放っておくと血液中の栄養分を取り込み続け、肥大化していきます。

この脂肪細胞の肥大化を抑制するのが、短鎖脂肪酸といわれています。

食品を通して口から摂取された食物繊維は、腸へ入ると腸内細菌が分解して短鎖脂肪酸を作ります。食物繊維のほとんどをヒトは消化できませんが、前述したように、一部の腸内細菌たちはこれを栄養分とし、分解して短鎖脂肪酸にしています。

そして短鎖脂肪酸は、ほかの栄養分とともに腸から吸収され、血液中に入って全身に運ばれ、やがて脂肪細胞にたどり着きます。

じつは脂肪細胞には、短鎖脂肪酸を感知するセンサー（受容体）が存在していて、短鎖脂肪酸を感知すると、脂肪細胞は栄養の取り込みをやめるようになっています。

つまり、短鎖脂肪酸には、私たちの体に脂肪が過剰にたまるのを防ぐ働きがあるのです。

ところが、肥満の人の腸内では、腸内フローラが変化し、その影響で腸内細菌が短鎖脂肪酸を作る能力が低下していることがわかってきました。

腸内フローラのバランスがくずれると、肥満を抑制する短鎖脂肪酸が十分な量が作られないため、食事をすると栄養分だけが血液中を回ることになります。その結果、脂肪細胞がどんどん肥大化し、結果として肥満になってしまうのです。

そして、肥満はインスリンの効きを悪くし、糖尿病を引き起こす大きな要因であることは、第1章で森先生が指摘された通りです。

短鎖脂肪酸を作る細菌にバクテロイデス菌があります。この細菌は、善玉菌と共生する「日和見菌《ひよりみ》」（平常時には、腸に良い働きも悪い働きもせず、いわば様子見をしている細菌）の一種で、一般に「太らない菌」と呼ばれたりしています。

偏った食生活が続いて食物繊維が不足すると、それを栄養分にしているバクテロイデス菌のような「太らない菌」が減ってしまい、肥満につながってしまう原因になると考えられているのです。

糖質制限で腸内環境が悪くなる

現在、メタボや糖尿病にかかるリスクとして問題となっているのは、食後に血液中の糖分が高くなること、つまり高血糖状態になることです。そこで、食後高血糖にならないために糖質を制限するのが、最近の糖尿病の食事療法の傾向です。

これに関連して、根強い人気があるのが糖質制限ダイエットです。

以前から、私はこのダイエット法の流行に警鐘を鳴らしてきました。重度の糖尿病の患者さんが、食後高血糖を予防するために糖質を制限するのならわかるのですが、重度でもない人や健常な人が、糖質を極端に制限するのは大いに考えものです。

みなさんもよくご存じのように、糖質が含まれる食べ物（ご飯やパン、麺類などの主食やいも類、果物など）の摂取は控えるが、肉類などのたんぱく質や脂質、糖質の低いアルコールは摂取しても大丈夫、というのが糖質制限ダイエットです。

ヒトの体は糖質の摂取を減らすとエネルギー不足になり、脂肪を分解するなどして補おうとします。だから体脂肪が減り、体重も落ちるというのが、この糖質制限ダイエットのしくみです。

また、糖質は血糖値を上昇させる働きがありますが、血糖値が上がると、それを下げるホルモンであるインスリンが分泌され、筋肉などに取り込み、余った糖を脂肪に変えて蓄えます。そのため糖質を制限すれば、インスリンの分泌が抑えられ、高血糖になるのを抑えられるだけでなく、太りにくくなるのです。

一方で、食事から糖質（炭水化物）をとらなくても、肝臓は必要に応じて、筋肉から放出された乳酸やアミノ酸、脂肪組織から放出されたグリセロールを利用して糖新生（体内で糖を作り出す働き）を行い、血中にブドウ糖を供給することができます。

つまり、糖質を抜いてもブドウ糖（グルコース）を体内に供給できる働きがあるのです。さらに、エネルギー源として脂肪酸からケトン体を作り出すしくみもあります。そこで、糖質制限ダイエットをして糖分をとらなくても大丈夫であり、その分、肉類などのたんぱく質や脂質、あるいは糖質が少ないアルコールならいくら摂取してもよいという理屈になるわけです。

(図表2-3) 炭水化物の分類

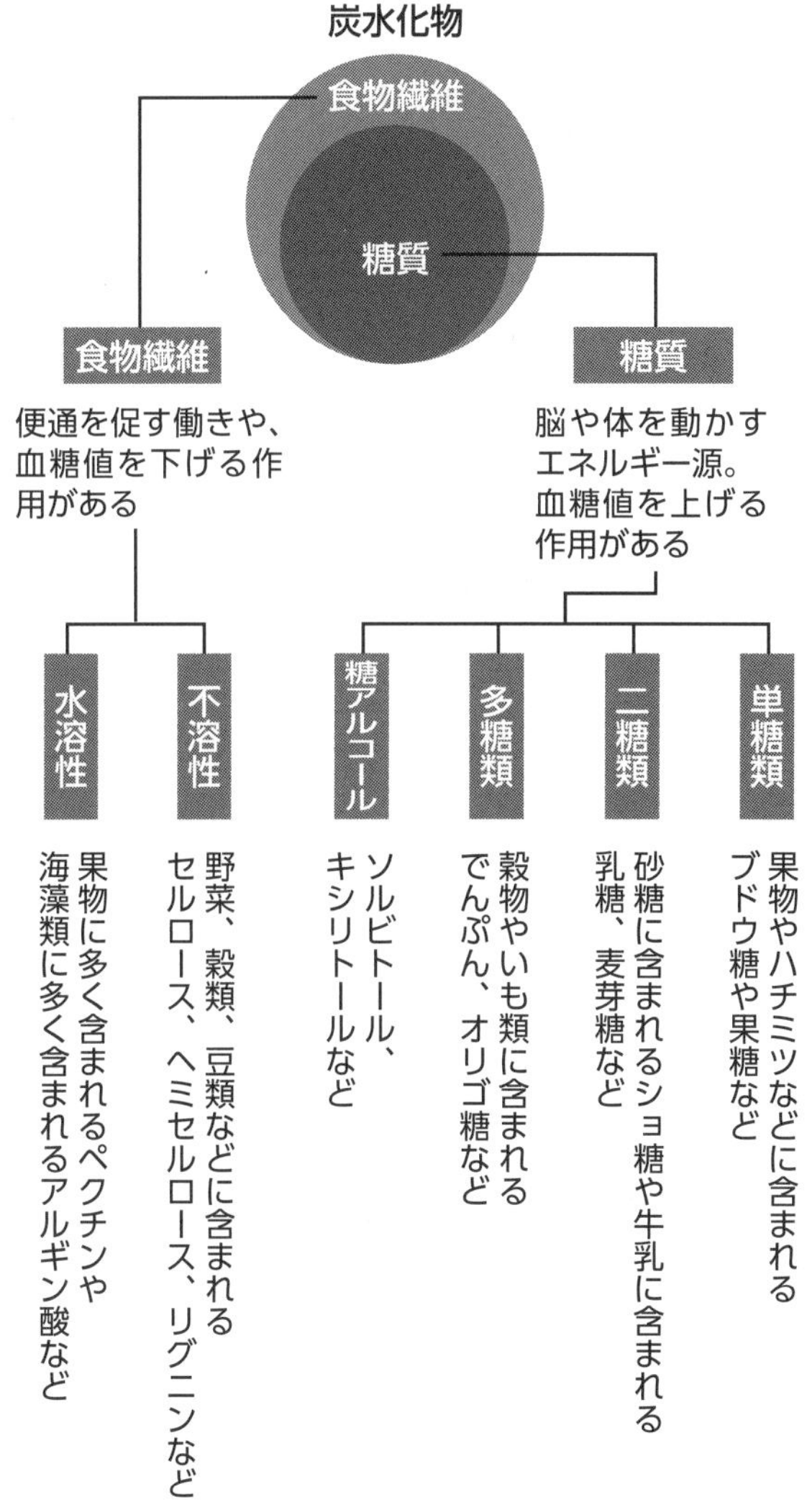
炭水化物
食物繊維
糖質
食物繊維
糖質
便通を促す働きや、血糖値を下げる作用がある
脳や体を動かすエネルギー源。血糖値を上げる作用がある
水溶性
不溶性
糖アルコール
多糖類
二糖類
単糖類
果物に多く含まれるペクチンや海藻類に多く含まれるアルギン酸など
野菜、穀類、豆類などに含まれるセルロース、ヘミセルロース、リグニンなど
ソルビトール、キシリトールなど
穀物やいも類に含まれるでんぷん、オリゴ糖など
砂糖に含まれるショ糖や牛乳に含まれる乳糖、麦芽糖など
果物やハチミツなどに含まれるブドウ糖や果糖など

では、糖質が多く含まれる食べ物は不要かというと、そう単純な話ではありません。糖質は、三大栄養素の一つであり、炭水化物に含まれる成分ですが、炭水化物には糖質以外に食物繊維も含まれています（図表2－3）。糖質制限で炭水化物をとらなくなると、その分、食物繊維の摂取量が減ってしまうのです。

すでに述べたように、食物繊維の摂取量が減少すると腸内環境が悪化し、さまざまな腸の症状を引き起こす前段階である「腸ストレス」を招いてしまいます。そして、腸の障害だけでなく、全身の不調に結びつきやすくなるのです。

さらに糖質制限ダイエットでは、炭水化物をとらない代わりに肉類やアルコール摂取が過度となり、大腸がんなどのリスク増加につながることも見落とされています。

それらのことから総合すると、糖質を制限する食生活は、腸にとっていいことはまったくないのです。

重度の糖尿病などで血糖値のコントロール不良の人はやむを得ない面があるとしても、そうでない人は決してすすめられたものではありません。

過度の糖質制限は脳や全身の老化を早める？

第1章で森先生も書いているように、医学的にも、長期にわたって糖質制限を行った場合の効果や安全性は必ずしも明らかになっておらず、むしろさまざまなリスクが指摘されています。

たとえば、日本糖尿病学会の指摘では、デンマークでの報告として、糖質制限ダイエットを長期間にわたって実行した結果、脳梗塞などの発症に結びつく可能性が紹介されています。

また、「過度の糖質制限は脳や全身の老化を早める」という研究報告もあります。東北大学大学院農学研究科の都築《つづき》毅《つよし》准教授らは、マウスを20匹ずつの二つのグループに分け、片方には「通常食」、もう片方には炭水化物を脂質とたんぱく質に置き換えた「糖質制限食」を与えました。

その結果、糖質制限食を食べたマウスのグループは、通常食のグループに比べて、老化の進行が30％早く、平均寿命も20〜25％短命で、しかも学習記憶能力の面でも機能が低下していました。

脳の老化を促進させる過酸化脂質の量を調べてみると、通常食群に比べて50％近く多いこともわかったのです。

二つのグループの数値の差は、決して小さいものではありません。もちろん、これはマウスを使った実験結果ですが、人間にも当てはまるとしたら怖くなります。

さらに、米国ハーバード大学の研究チームは、こんな報告をしています。

25年間にわたって、45～64歳の約1万5000人のアメリカ人を追跡調査し、炭水化物の摂取割合別の死亡数を集計しました。それによると、総摂取カロリーに占める炭水化物の割合が50～55％のときにもっとも死亡率が低く、それより多くても少なくても死亡率が上昇することが明らかになりました。

ほかの調査でも同様の傾向が見られ、簡単にまとめるなら、炭水化物（糖質）はとり過ぎても制限し過ぎても健康にはよくなく、偏食を避けてほどほどにとるのが一番ということになります。

これは、森先生が糖尿病患者さんに食事指導をする際の基本スタンスとも重なります。

糖質制限より「腸ストレス」を取り除くことが重要

多忙でストレスに満ち、生活が不規則になりがちな現代人は、食生活も乱れがちで、日常的に「腸ストレス」にさいなまれています。なかでも過食や欠食・偏食は腸に大きなダメージを与え、「腸ストレス」をもたらします。冷えや精神的ストレス、運動不足なども腸ストレスの原因となります。とくに気をつけたいのが、過食＝食べ過ぎです。

食べ過ぎをやめること、すなわち摂取カロリーを減らすこと（カロリー・リストリクション）が腸ストレスを軽減し、腸の健康を守り、さらには糖尿病を防ぐポイントです。

この問題に関連して、最近注目を集めているホルモンに、腸から分泌されるインクレチンという物質があります。

インクレチンには、第1章にもあるようにＧＩＰとＧＬＰ－１の2種類が存在します。

ＧＬＰ－１は主に小腸の下部より分泌され、すい臓のβ細胞からのインスリン分泌を促進します。ＧＩＰは主に小腸の上部から分泌され、ＧＬＰ－１と同様にすい臓に作用してインスリン分泌を促します。

インスリン分泌促進作用はＧＬＰ－１のほうが数倍強いとされています。このインクレチンの分泌を阻害する大敵が腸ストレスです。

もう一つ重要なのが、インクレチンは、脳に作用して食べる行動を抑制する働きをするという点です。さらに、胃に作用して、胃の蠕動運動を抑制する、つまり食欲を抑える方向に働くのです。

カロリー・リストリクションを行えば、腸へのストレスが減少し、インクレチン分泌促進にもつながります。すると、血液中の糖分の分解が進んで、すばやくエネルギーに変わることで、肥満になりにくくなるのです。

また、カロリー・リストリクションは老化予防にも有効とされています。じつは、人間が食べ物をエネルギーに変えること自体、つまり代謝そのものが老化を促進することがわかっています。

ということは、多くの食べ物を摂取し、多くのエネルギーを消費していくことが老化を加速するのなら、逆に摂取カロリーを必要最小限にし、代謝をコントロールすれば、加齢に対抗できるかもしれません。

この考え方は、現在の抗加齢医学の主流となっているだけでなく、腸の疾患や糖尿病、メタボリックシンドロームなどの改善にも共通する概念となっています。

食べ過ぎれば、当然、吸収しなければならない多くの内容物が腸内に流入してきて、腸に負担（腸ストレス）をかけます。このストレスが、腸の老化だけでなく、肥満を招き、糖尿病を引き起こすことにつながるのです。

腸ストレスが改善されると、高血糖が改善される⁉

食べ過ぎによる腸ストレスと糖尿病との関連について、次のような研究も発表されています。

慶應大学の伊藤裕《いとうひろし》教授らの研究では、高脂肪食をたくさん食べさせた動物は、早い段階で腸に炎症が起こっていることを報告しています。つまり、この腸の炎症は、ストレス反応の一つといえるのです。

さらに驚くことには、肥満を解消するための減量手術（小腸の一部を切り離し、それを直接胃につなげることで、食べ物が通過する部分を少なくするバイパス手術）で、バイパスした分だけ栄養分の吸収面積が減少し、肥満解消につながるわけですが、それによってインクレチンなどの腸のホルモン分泌が改善し、インスリンの分泌が促され、高血糖の改善が認められたというのです。

つまり、腸へのストレスが少なくなることで、腸の炎症が抑えられる上、肥満・糖尿病が改善することが明らかになってきたのです。

この研究のように、「腸を元気にすれば糖尿病がよくなる」ということが、次々と報告されてきています。

夜遅くの食事は腸のリズムも狂わせる

日本人の腸がストレスにさらされるようになった背景に、生活が不規則になった点が挙げられます。夜型の人が増えて、夜遅い時間に食事をとることが多くなったこともその一つです。

人間の体には体内リズムというものが備わっていて、血圧や体温、気分や意欲だけでなく、腸の働きにも、一日のうちで活発だったり、低調だったりとリズムがあるのですが、夜遅くに食事をすると、このリズムを乱すことにつながります。

とくに糖尿病の人は、夜遅く食事をとると、食後高血糖のまま眠ることになるので注意が必要です。

夜は胃液の分泌が活発となる時間帯で、夜の11時頃にピークに達します。一方、腸の働きは、夜間は不活発になりますが、深夜の眠っている間にも、自律的に食べた物を消化・吸収し、残渣《ざんさ》（食べ物の残りカス）を自動的に肛門側へとゆっくりと送り出しています。

そのときの腸の運動に関与しているのが、モチリンというホルモンです。

モチリンは夜の食事に大きく関与しており、夜間の空腹時など、胃が空になると放出され、消化管に強い空腹期収縮を引き起こすといわれています。

また、モチリンは、同時に消化酵素や消化管ホルモンの分泌を促進して消化管内をきれいに掃除し、次の食事への準備をします。

夜寝るときに胃が空っぽになっていると、就寝中にモチリンが分泌され、蠕動運動をはじめとする腸の働きが一定に行われます。しかし、夜遅くに食事をとって、まだ胃に食べたものが残っている状態で床につくと、モチリンが十分に放出されないので、翌朝までに食べ物の残渣を肛門に送り出す準備が整わず、腸ストレスなどの原因になってしまいます。

食事の量にもよりますが、食後、胃が空になるまでに約3時間かかります。夕食は就寝の3時間前までに、そして、できるだけ軽めにとるのがいいとされるのはこのためです。糖尿病や高血糖の人に限らず、腸の健康にも、夜遅い時間にドカ食いしてすぐ寝てしまうという食生活を続けることが一番よくありません。

また、モチリンは自律神経によって左右されやすく、ストレスで分泌に変動が起こります。体内リズムをつかさどるのは主に体内時計であり、自律神経と深い関わりがあります。そして脳のさまざまな働きと連携しています。

したがって、夜、眠りに就く直前までスマートフォンを見るなどの脳の刺激を避け、できるだけリラックスモードで布団《ふとん》に入ることが重要です。

腸の健康を整え、血糖値をコントロールする食品

◇血糖値上昇抑制作用がある「大麦のβ-グルカン」

では、次に、腸の健康を維持・増進し、糖尿病の予防にも役立つ食品をいくつか紹介したいと思います。

（図表 2-4）大麦の食物繊維量

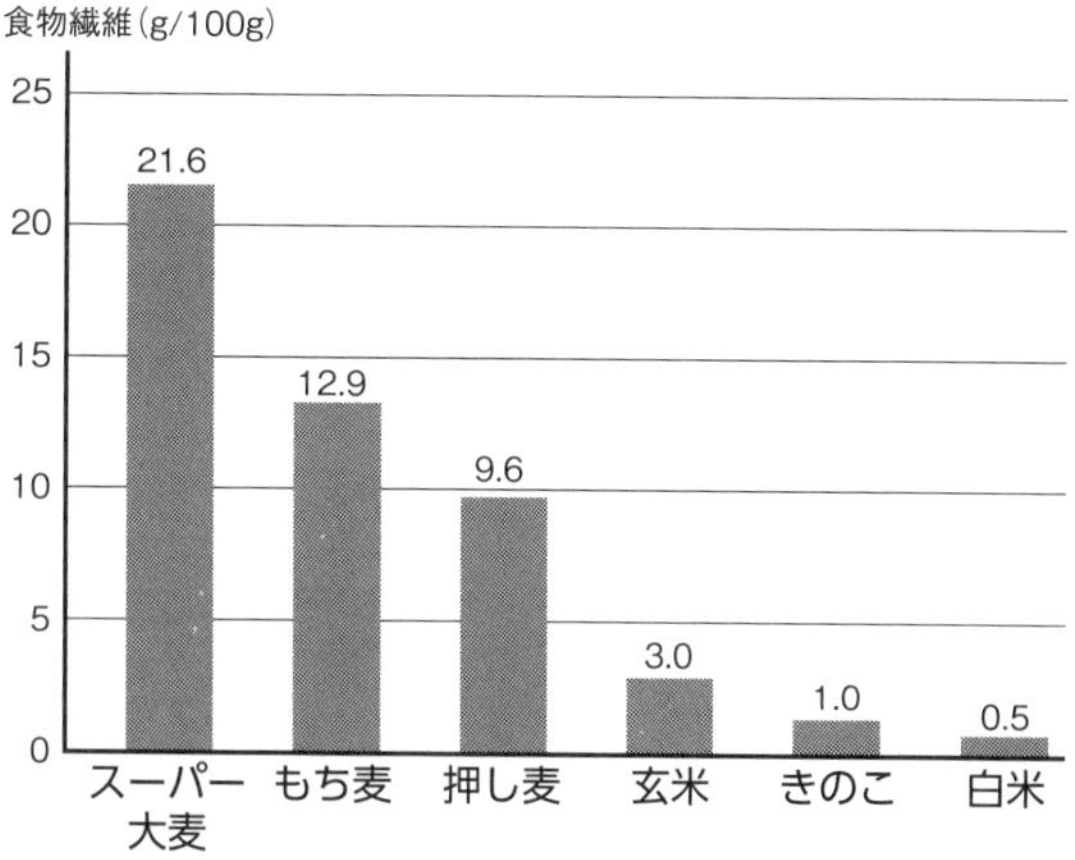

スーパー大麦バーリーマックス、もち麦／（一財）日本食品分析センター分析値
押し麦、玄米、白米／日本食品標準成分表2015

まず、取り上げたいのが、糖尿病の新薬ＧＩＭＭのところで紹介したβ‐グルカンです（52ページ）。β‐グルカンは多糖類の一種で、水溶性食物繊維に分類され、大麦やきのこ類に豊富に含まれています。

β‐グルカンは血糖値の上昇を抑制する効果や、悪玉コレステロール値を低下させる働きが認められています。

２００６年、アメリカの食品医薬品局（ＦＤＡ）は、β‐グルカンを多く含む大麦や大麦含有食品に「冠動脈疾患（心臓病）のリスク低下に役立つ」と表示することを許可しています。欧州食品安全機関（ＥＦＳＡ）も、同様の許可をしています。

さらにβ‐グルカンは、免疫系に作用する

こともわかってきました。

動物実験で、β-グルカンが免疫細胞のマクロファージや樹状《じゅじょう》細胞などに結合することで、T細胞やNK細胞といった免疫細胞を活性化することが確認されています。人体のデータはこれからなのですが、人体の免疫系にも有効なことは十分に考えられます。

大麦100gには、β-グルカンが3～6g含まれています。FDAによれば、効果のある大麦のβ-グルカン摂取量は、一日3g。大麦100g強（炊く前の量）を食べれば摂取できます。白米に大麦を3割ほど混ぜた麦ご飯なら、お茶碗2～3杯が目安です。

大麦β-グルカンの主な作用を整理すると、次のようになります。

①消化管への作用
・整腸作用（プロバイオティクス効果）、腸内細菌による発酵促進
・胃粘膜保護作用
②免疫調節作用
・腸管免疫の賦活《ふかつ》作用、感染防御作用、抗アレルギー効果
③血中コレステロールと脂質の吸収を抑制する作用

（図表 2-5）主なオリゴ糖の種類

血糖値を上げない「難消化性」オリゴ糖

フラクトオリゴ糖	たまねぎ、バナナ、ごぼう、ニンニクなどの野菜に含まれる。虫歯になりにくく、難消化性。善玉菌を増殖させて腸内環境を整える作用がある。
大豆オリゴ糖	大豆に含まれるオリゴ糖の総称。腸内のビフィズス菌を増やし、整腸作用により便通を改善したり、免疫力を向上させる効能がある。
ガラクトオリゴ糖	母乳に含まれているオリゴ糖で、健康食品では乳糖（ラクトース）を原料に精製される。腸内のビフィズス菌の増殖作用のほか、たんぱく質の消化吸収を助ける効能も。
ラフィノース	キャベツ、アスパラガスなどに含まれており、砂糖大根からも精製される。低カロリーで難消化性。整腸作用のほか、免疫力の向上、アレルギー症状の緩和などの研究報告も。

血糖値に影響する「消化性」オリゴ糖

イソマルトオリゴ糖	はちみつ、醤油、味噌、酒などにやや含まれている。虫歯になりにくく、ビフィズス菌や乳酸菌といった有用菌を活性化させ、腸内環境を良好に保つ効能がある。

・糖代謝や脂質代謝を改善する作用

④血糖値上昇抑制作用、血中インスリン濃度調整作用

・糖尿病予防効果

⑤心臓・循環器系の健康維持

・血圧上昇抑制作用

・脂質代謝の改善作用

◇甘くても血糖値をほとんど上げない「オリゴ糖（難消化性）」

オリゴ糖は、その名の通り糖類の一種です。穀類をはじめ、豆類、野菜、果実などに含まれています。また、オリゴ糖を精製し、液状または粉末状にした甘味料として売られて

います。

オリゴ糖類は、小腸など消化管において消化・吸収され、エネルギーになる消化性オリゴ糖と、消化管（小腸）では吸収されずに大腸に到達する難消化性オリゴ糖に大きく分けられます。

とくに注目したいのが、難消化性オリゴ糖です。難消化性オリゴ糖は、消化酵素によっても消化・吸収されないので、摂取後の血糖値の上昇は、ほとんど見られないのです。そのため、血中インスリンの濃度にもほぼ影響を与えません。

オリゴ糖類には整腸作用もあります。

難消化性オリゴ糖は、小腸で消化・吸収されず大腸に到達し、善玉菌のビフィズス菌を増やす働きをします。よく、ヨーグルトとオリゴ糖をセットで摂取すると健康によいといいますが、それはこの働きを利用したものです。

また、難消化性オリゴ糖は大腸で細菌によって発酵し、酢酸、プロピオン酸、酪酸などの短鎖脂肪酸となって吸収され、大腸のエネルギー源となります。

さらに、腸の蠕動運動を促進したり、腸管内を酸性に保つなど、腸内環境を整える働きもあるのです。

私のクリニックで、下剤（マグネシウム製剤）内服中の慢性便秘症の患者さん29名に、オリゴ糖（乳糖果糖オリゴ糖6・2g）を一日2回、継続的に摂取していただいたことがあります。その結果、下剤の服用量を減量することができています。

◇インスリンの効き目が向上する「オリーブオイル」

イタリア料理でおなじみのオリーブオイルですが、じつは、糖尿病に有効な成分を含んでいることがわかってきています。

血糖値をコントロールするインスリンというホルモンは、太っている人ではその効き方が悪くなっていることがよく見られます（インスリン抵抗性）。こうなると、血糖値を低下させるために本来より多くのインスリンが分泌され、それでも血糖値が低下しないと糖尿病ということになります。

オリーブオイルは、インスリンの効果を改善し、血液中のインスリン濃度を下げるとされています。

アイルランドのダブリン大学トリニティ・カレッジのトムキン氏らは、インスリンの効きが悪いインスリン抵抗性の糖尿病患者11人に2カ月間、オリーブオイルに豊富に含まれる脂質であるオレイン酸が多い食事を摂取させた場合と、コーン油や綿実油に多く含まれるリノール酸が多い食事を摂取させた場合とを比較検討しました。その結果、オレイン酸を摂取した場合のほうが、インスリンの効き目が向上（インスリン抵抗性が改善）したと報告しています。

また、糖尿病の患者さんは、糖尿病による動脈硬化症が問題になります。その点、アメリカの食品医薬品局（ＦＤＡ）は、ほかの油脂をオリーブオイルに置き換えた場合（大さじ1杯13・5g相当）、動脈硬化の予防につながることを確認しました。

これは、オリーブオイルのオレイン酸が悪玉コレステロールを減少させ、善玉コレステロールを増加、または維持させたということです。

さらに２０１２年には、欧州食品安全機関（ＥＦＳＡ）が、オリーブオイルは悪玉コレステロールの酸化を予防するということを提示しました。

悪玉コレステロール（ＬＤＬ）が酸化されて酸化ＬＤＬになると、本当の悪玉になって血管内部に集まり、動脈硬化を引き起こします。この酸化をオリーブオイルに含まれているポリフェノール（オレウロペイン、ヒドロキシチロソールなど）が予防するということが認められたのです。

◇古くからさまざまな健康効果が認められてきたオリーブオイル

もともとオリーブオイルには便秘解消効果があるとして、ヨーロッパでは古くから用いられてきました。

オリーブオイルに豊富に含まれているオレイン酸は、短期間に比較的多くとった場合（1回につき約15㎖程度）、消化管で吸収されにくいため、小腸内に長くとどまります。とどまったオレイン酸が小腸を刺激したり、大腸内のすべりをよくすることで、便通を促すと考えられているのです。

また、オリーブオイルには、大腸がんの予防効果があります。実際に、オリーブオイルの摂取量が多い南イタリアやスペインなどの地中海沿岸地域では、大腸がんにかかる人が少ないことが指摘されています。

私のクリニックでは、大腸がんの手術をしたことがある患者さんに、必ずオリーブの果実からとれた精製していないオイルであるエキストラバージン・オリーブオイルの摂取をすすめています。

そんな患者さん１５０人ほどのデータですが、これまで大腸がんが再発したのは１人だけで、大腸がんで亡くなった方はいません。

オリーブオイルには主成分のオレイン酸以外にも、ポリフェノール、ビタミンE、葉緑素といった抗酸化物質が豊富に含まれています。

なかでも、オレオカンタールというポリフェノールは、エキストラバージン・オリーブオイルにだけ含まれています。

このオレオカンタールには、強い抗炎症作用があることがわかっています。つまり、エキストラバージン・オリーブオイルは、腸や体の老化防止・健康維持に欠かせない抗酸化作用・抗炎症作用という二つの大きな働きが期待できるのです。

近年、大腸に原因不明の炎症が起こる潰瘍《かいよう》性大腸炎の患者さんが増えていますが、この潰瘍性大腸炎に対してエキストラバージン・オリーブオイルのポリフェノールの一種であるオレウロペインが有効であることが判明しています。

ほかにも、アルツハイマー病に対する効果が期待できるなど、オリーブオイルのいろいろな有効性が明らかになってきています。

ただし、オリーブオイルは油の一種ですので、とり過ぎはよくありません。

厚生労働省は、一日に必要なエネルギーの20～30％を脂質からとるのがよいとしています。一日２０００kcalをとるとして約50g。ほかの食品から脂質をどの程度とるかにもよりますが、一日30g（大さじ2杯弱）以内なら問題ないと思われます。

◇腸内の善玉菌を増やし、免疫力を高める「植物性乳酸菌」

「ヨーグルトが腸によい」というのは、もはや一般常識のようになっています。朝食はヨーグルトだけ、という方もいらっしゃるのではないでしょうか。

ヨーグルトなどに含まれる乳酸菌には整腸作用があり、腸内の善玉菌を増やす働きがよく知られています。

実際、軽度の便秘傾向の人には効果もあるようです。ただ、私のクリニックの「便秘外来」に来られる重症の便秘の人には、あまり効果は見られません。

ひと口に乳酸菌といっても、ヨーグルトやチーズなどに含まれる動物性乳酸菌と、漬物や味噌、醤油などに含まれる植物性乳酸菌の2種類があります。

意外に知られていないのですが、ヨーグルトなどに含まれる動物性乳酸菌は、そのほとんどが胃液や腸液によって死滅してしまうため、大腸の奥まで届きにくいという欠点があります。

一方、植物性乳酸菌は、温度の変化に強く、胃腸内の過酷な環境でも死滅しにくいため、生きたまま大腸まで到達して乳酸を放出し、大腸内を弱酸性に保ってくれます。

大腸内が弱酸性に保たれると弱アルカリ性を好む悪玉菌は棲みにくくなるため、おのずと善玉菌の割合が増えるというわけです。

善玉菌が増えれば、腸の免疫機能の働きもよくなるので、感染症にかかりにくくなるし、大腸がんの予防にもなります。

また、植物性乳酸菌の整腸作用によって腸内環境が改善されると、便秘解消にもつながり、大腸のさまざまな病気を防ぐこともできます。

植物性乳酸菌は、ぬか漬けや野沢菜漬け、スグキ（京野菜）の漬物など、乳酸発酵した漬物や、発酵調味料である味噌や醤油などに含まれています。

さらに、韓国のキムチやドイツのザワークラウトなど他国の伝統食にも、植物性乳酸菌が豊富に含まれています。発酵食はまさに、先人たちの知恵と経験によって育まれた健康食といえるのです。

（図表 2-6）植物性乳酸菌の腸改善→ストレス改善効果

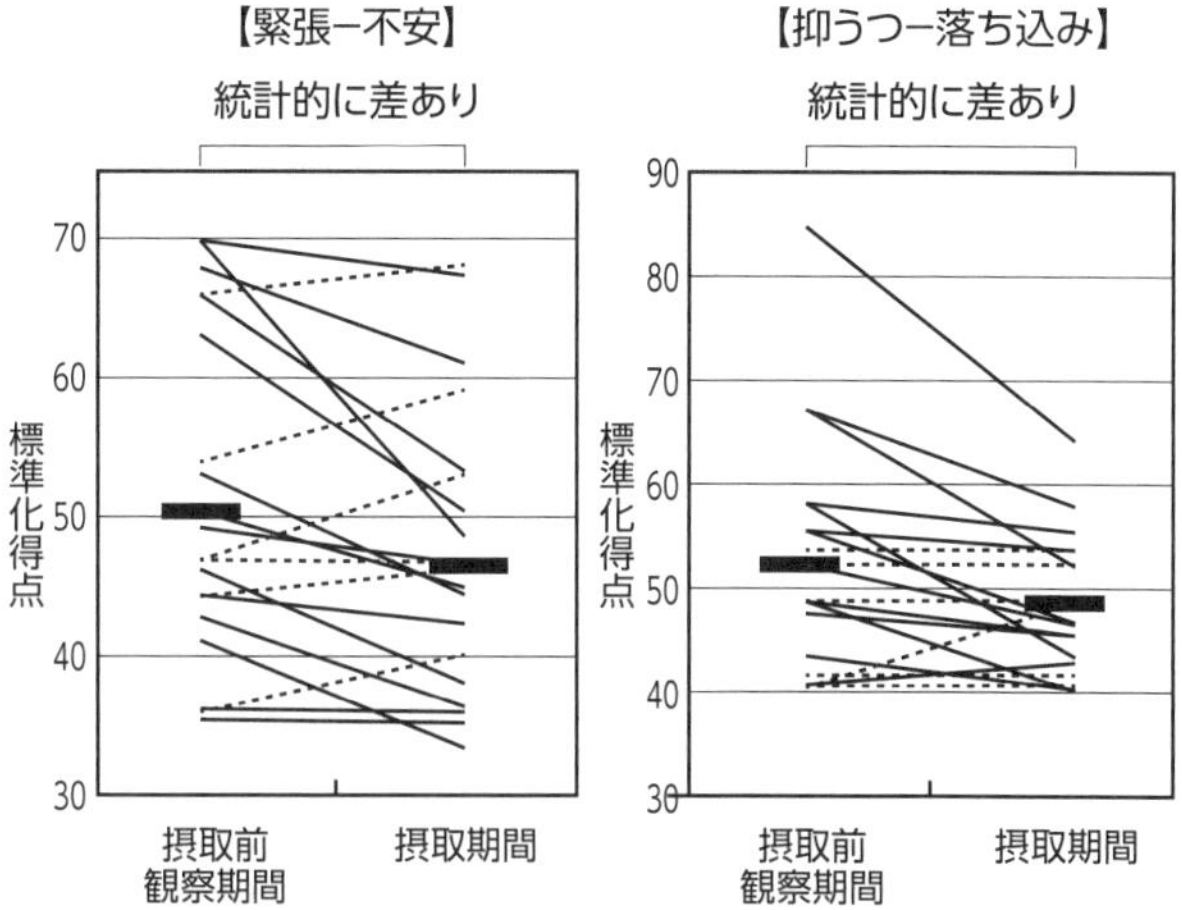

◇植物性乳酸菌にはストレス解消作用も

私のクリニックで実施した、植物性乳酸菌の効果を紹介します。

20～60歳までの44名の女性の患者さんで、下剤を服用していて、不安や抑うつ症状に悩んでいる方たちにご協力いただき、カゴメ株式会社の研究所との共同研究で、ある調査を行いました。

まず、不安感情などをチェックする心理テストを行います。そして、その後、植物性乳酸菌の一つであるラブレ菌を含んだカプセルを患者さんたちに4週間摂取してもらいました。

4週間後、再び心理テストを行い、被験者の便を培養して腸内細細菌の状況を調べたところ、善玉菌の乳酸桿菌《かんきん》（乳酸菌の一種で細長い棒状の形態を示すもの）が増加し、悪玉菌の減少が確認されました。

自覚症状でも明らかな改善が見られ、下剤の利用回数や使用量も少なくなっていることがわかりました。

さらに心理テストの結果を見ると、腸の機能回復だけでなく、精神面の回復も見られました。摂取前期間に比較して、植物性乳酸菌摂取期間最終日の「緊張―不安」、および「抑うつ―落ち込み」の度合いが、明らかに低い値を示したのです（図表2－6）

脳腸相関《のうちょうそうかん》という医学用語があります。

脳と腸は密接に作用し合いながら、相関的に働いていることを示したものですが、この試験結果で、下剤の減量といった腸の機能回復や腸内細菌叢の改善だけなく、気分面という脳機能に関する好影響が見られたということは、まさに「脳腸相関」を表す現象といっていいでしょう。

このように、植物性乳酸菌は、腸を介して脳へも働きかけているのです。

ストレスは過食や肥満の原因になり、インスリンが正常に働くのを妨げます。

また、ストレスにさらされると、コルチゾールというストレスホルモンが分泌されて血糖値が高くなり、糖尿病患者の血糖コントロールを悪化させることも、最近の研究で明らかになっています。

ストレス対策のために、さらには糖尿病予防のためにも、植物性乳酸菌を含む食品を日常的に食卓に取り入れることをおすすめします。

第3章

薬に頼らない！腸と夕食を制する者が糖尿病を制す

森　豊

糖尿病を引き起こす典型的な生活習慣とは

糖尿病の治療はみなさんもご存じの通り、食事を制限する「食事療法」、体内のブドウ糖の代謝を促す「運動療法」、飲み薬でインスリン分泌を促進したり、インスリンを直接注射したりする「薬物療法」の三つが「三大療法」と称され、いまも基本です。

この中でも最も大切であり、根幹をなすのが食事療法です。なぜかというと、いくら薬で血糖値を下げたり、インスリンを補てんしたりしても、食事療法が守られていないと、良好な血糖コントロールができないからです。野球でどんなにピッチャーが抑えても、守備陣がエラーばかりするようなものであり、穴の空いたバケツと一緒です。

「食事療法に勝る薬はなし」なのです。

したがって私が患者さんと向き合う際には、まずは時間をかけて丁寧に食事の重要性を訴えています。それが治療に向けての第一歩であり、患者さんに納得していただかないと、治療の効果も得られません。

繰り返しますが、食事療法をきちんと守っていないと、薬の効果は発揮できません。それが糖尿病治療の最大のポイントであり、ほかの疾病治療との大きな違いです。薬さえ飲んでいれば抑えられる、改善できる病気ではないのです。

もっとも、食事療法というと「カロリー計算が面倒くさい」「好きなものが食べられない」「外食が難しい」「お酒が飲めない」……といったネガティブなイメージが浮かび、げんなりする患者さんもいらっしゃいます。

しかし、そう難しく考える必要はありません。要は、血糖値が上がりにくい食品や食べ方、食習慣を実践すればいいのです。とくに血糖値が高めの糖尿病予備群の人なら、ちょっとした食事の工夫、心がけだけで糖尿病リスクを遠ざけられます。

糖尿病とすでに診断されて薬を服用している人でも、食事のとり方で薬いらずの状態に改善することも可能です。

そのためのポイントをこれから紹介していきましょう。

朝食抜きは厳禁！　昼食後のインスリン分泌が遅れて食後高血糖に

最初のポイントは、「朝食を抜かないこと」です。

一日の総摂取カロリーを考えたとき、一食抜けば、その分のカロリーが抑えられるので、ダイエットのため朝食を抜いている人は少なくないようです。なかには朝は忙しくて、ご飯の支度をしたり、食べたりする時間がない……という理由で朝食抜きにしている人もいるでしょう。

しかし、血糖コントロールの観点からすると朝食抜きは絶対にNGです。

まだ糖尿病になっていない健常の人を対象に、一日の総摂取カロリーは同じにして、

①朝、昼、夕食と一日三食をバランスよくとった場合
②朝を抜いて昼、夕食の一日二食にした場合
③朝、昼を抜いて夕食だけの一日一食にした場合

で、血糖値・インスリン値（血中のインスリン濃度。インスリンがどれだけ分泌されているかを示すもの）がどう変化するかを測った実験があります。

一日の総摂取カロリーを三食に分けてバランスよくとった場合、朝、昼、夕食後と3回、血糖値もインスリン値も比較的ゆるやかな山を形成しています（図表3－1）。

(図表3-1) 1日3食の際の血糖値、インスリン値の変化

対象：非肥満、非糖尿病の健常人91名（年齢：21-30歳、BMI：16.7-24.8）

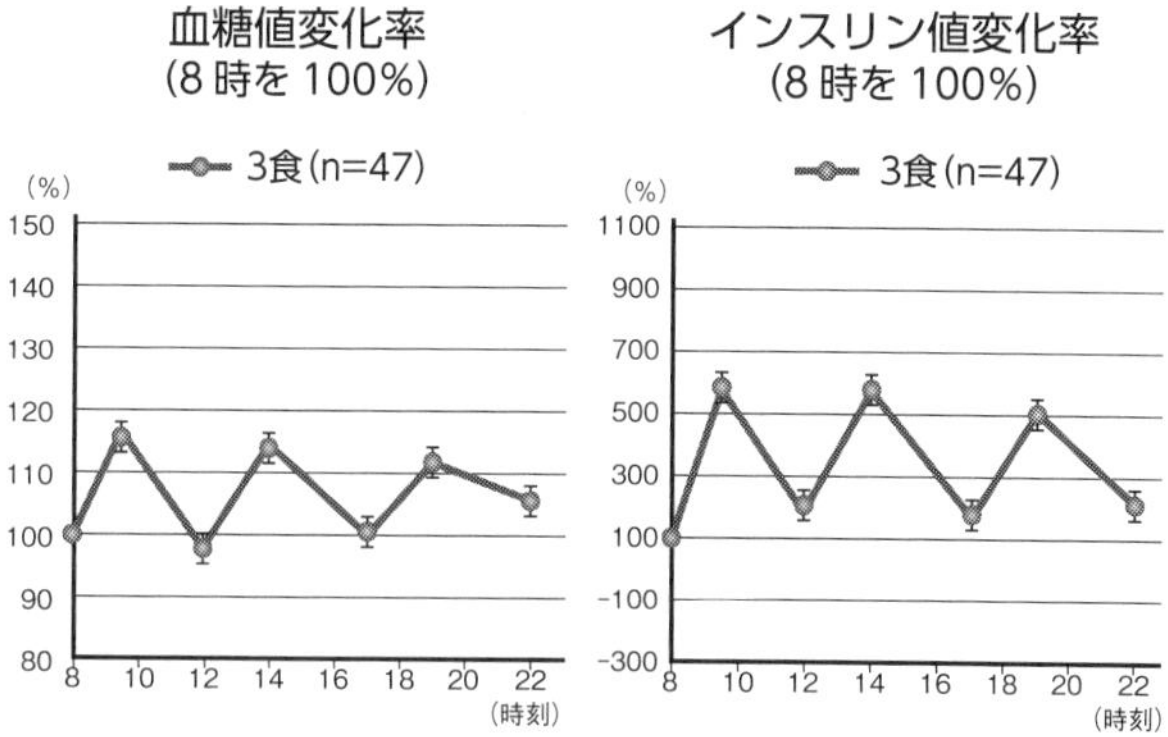

Diabetes Care. 57(10) : 2661-2665, 2008

(図表3-2) 朝食を抜いた際の血糖値、インスリン値の変化

対象：非肥満、非糖尿病の健常人91名（年齢：21-30歳、BMI：16.7-24.8）

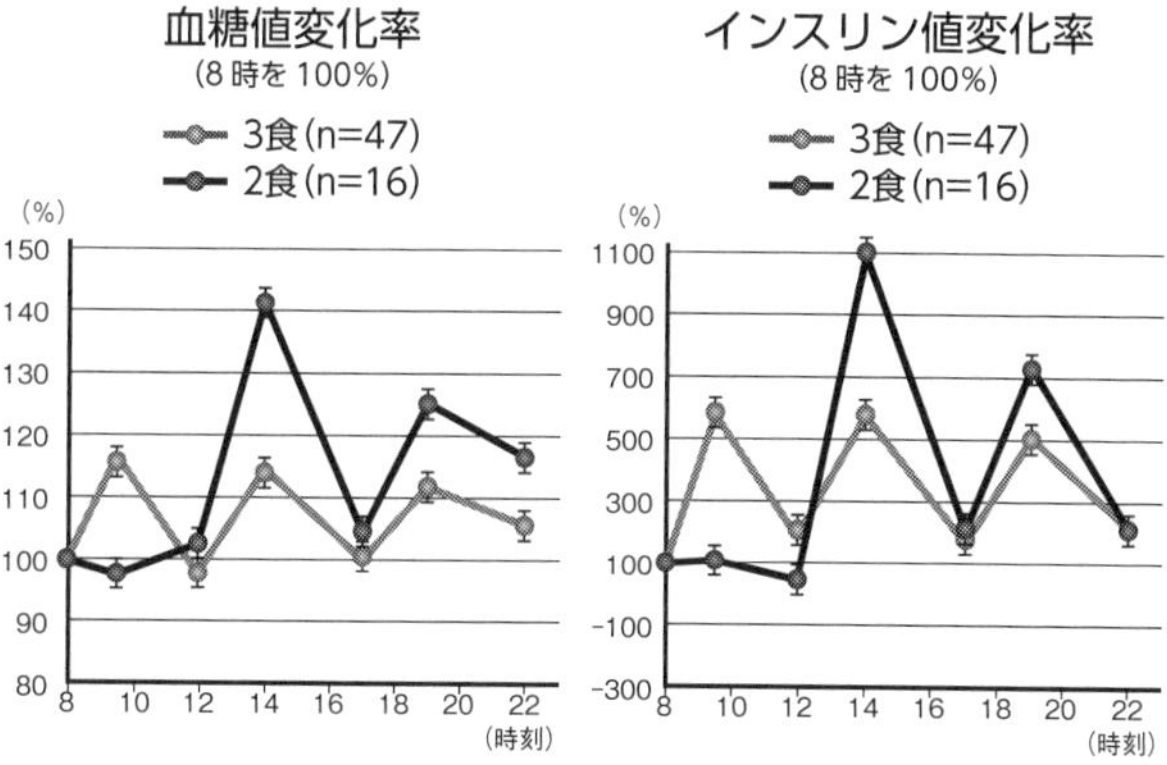

Diabetes Care. 57(10) : 2661-2665, 2008

（図表 3-3）朝食・昼食を抜いた際の血糖値、インスリン値の変化

対象：非肥満、非糖尿病の健常人91名（年齢: 21-30歳、BMI: 16.7-24.8）

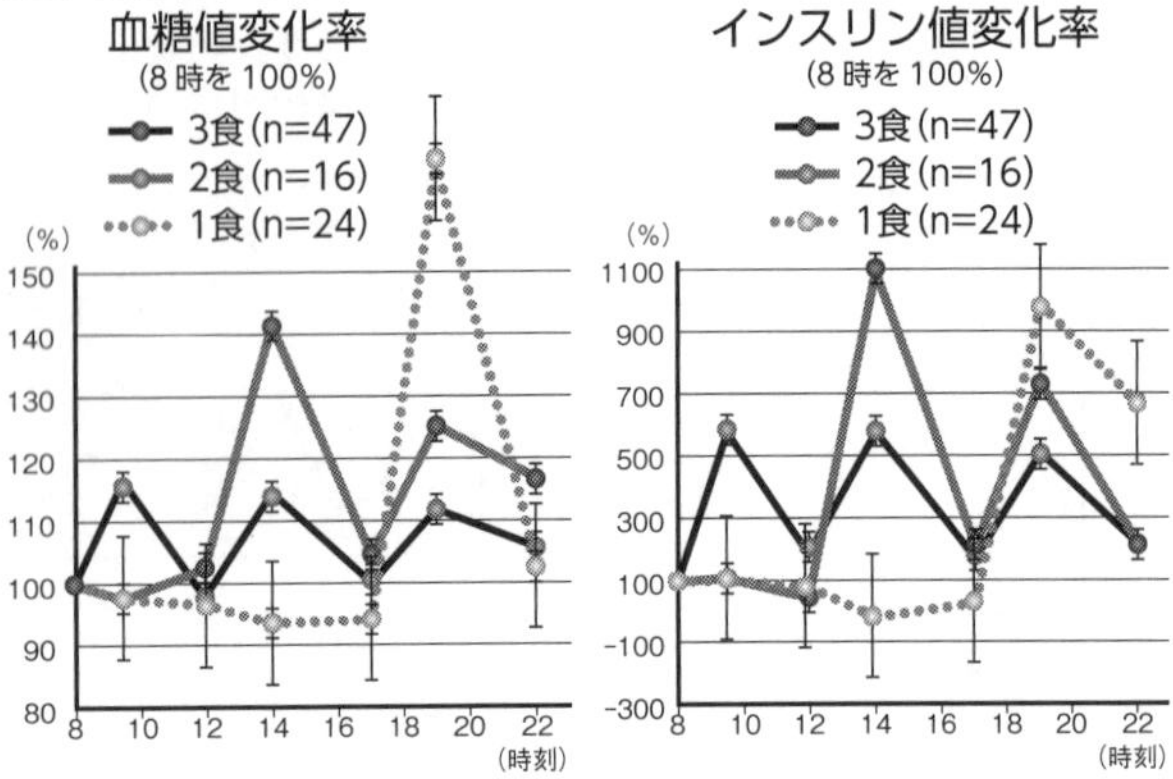

Diabetes Care. 57(10) : 2661-2665, 2008

それが、朝食を抜いて二食になるとどうでしょうか。血糖値もインスリン値も昼食後にグンと上がり、夕食後も高い値を示しています（図表3－2）。一日の総摂取カロリーは同じなのに、三食と二食では、明らかに二食のほうが血糖値の乱高下が起こっていることが一目瞭然です。インスリンの無駄遣いをしていることになります。

このように血糖値の乱高下が大きくなると、そのぶん血管への負担も大きくなるので注意が必要です。

さらに、朝、昼を抜いて夕食だけ、つまり一日一食だと、さらに夕食後の血糖値・インスリン値の上がり幅が大きくなります（図表3－3）。

（図表3-4）朝食を抜いた際のインスリン分泌の変化

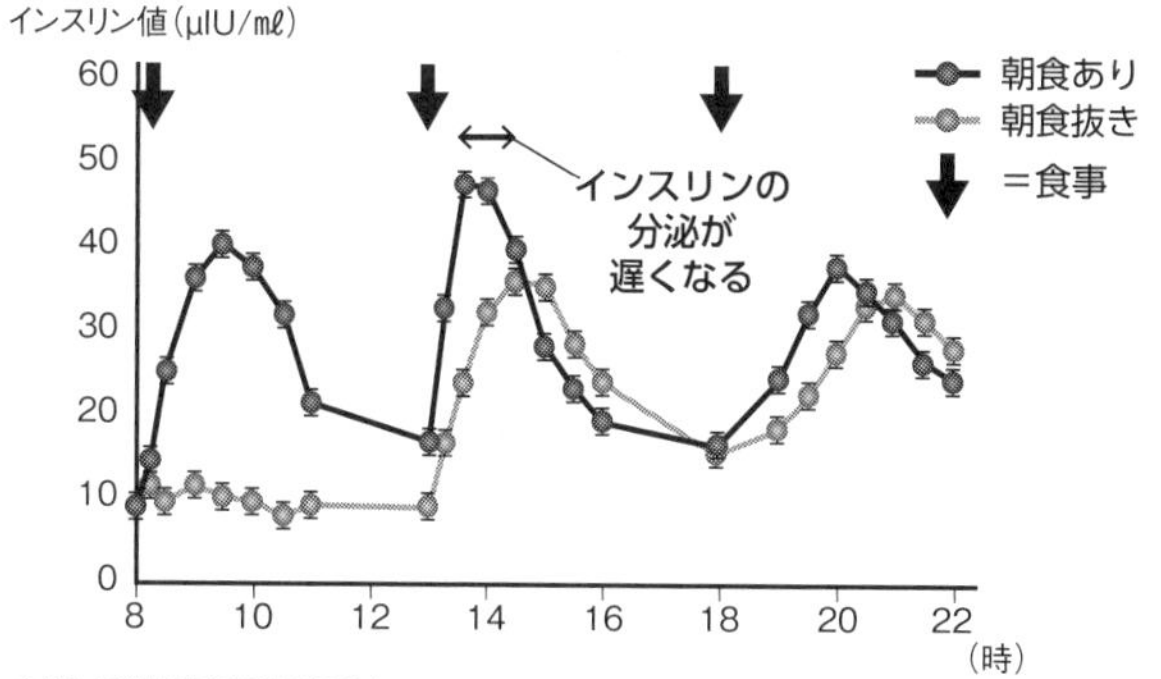

対象：2型糖尿病患者22名
BMI: 28.2±0.6kg/㎡、HbA1c: 7.7±0.1%
除外: 過去におけるインスリン使用例、ビグアナイド以外の経口血糖降下薬使用例
2日間検査：朝食あり、朝食なしの順は、無作為
試験食：702kcal、脂肪20%、炭水化物54%、たんぱく質26%、食物繊維7%

Jakubowicz, et al.Diabetes Care. 38(10) : 1820-6, 2015

一日にとった総カロリーは同じであるにもかかわらず、食事のしかた次第で、血糖値の上昇幅も、インスリンの分泌量も大きく変わってくることが、ここからおわかりいただけると思います。

さらに、別の実験ですが、図表3－4を見ていただくと明らかなように、朝食を抜くと、次の食事の際のインスリンの分泌が、きちんと三食とったときより遅くなってしまうことも大きな問題です。

これは朝食で多少なりとも糖質をとって適度にインスリンを出しておくことで、昼食時、夕食時にインスリンの分泌を促すGLP－1（77ページ参照）の反応が早くなるからだと考えられています。そうしてインスリ

（図表 3-5）朝食を抜いた際の遊離脂肪酸の変化

～朝食を食べると昼食時にインスリンを分泌する準備が整う～

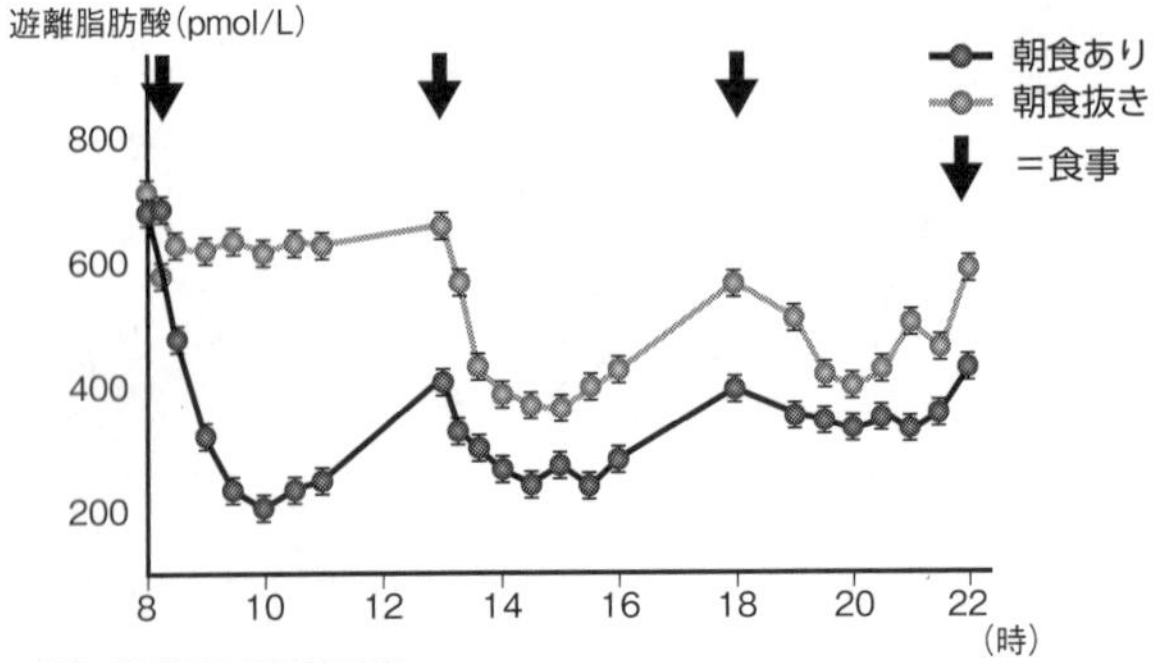

対象：2型糖尿病患者22名
BMI: 28.2±0.6kg/㎡、HbA1c: 7.7±0.1%
除外: 過去におけるインスリン使用例、ビグアナイド以外の経口血糖降下薬使用例
2日間検査：朝食あり、朝食なしの順は、無作為
試験食：702kcal、脂肪20%、炭水化物54%、たんぱく質26%、食物繊維7%

Jakubowicz, et al.Diabetes Care. 38(10) : 1820-6, 2015

ンを素早く分泌する結果、血糖値の急上昇を抑えられてもいるのです。朝食での糖質摂取がGLP-1のウォーミングアップになっているのです。

このように朝食抜きは、インスリンの無駄遣いになるだけでなく、インスリン抵抗性も強めてしまいます。

図表3-5では、朝食を抜いた際の血中の脂肪酸（遊離脂肪酸）の変化を示しています。食事をとると食後に分泌されたインスリンが脂肪細胞に作用し、遊離脂肪酸の分解を抑制します。

したがって、朝食を摂取した場合は血中の遊離脂肪酸が食後一過性に低下します。これが、朝食抜きだと遊離脂肪酸は昼まで高い値を保ち続けます。

第1章でも解説しましたが、血中に脂肪酸が多くなると、インスリン抵抗性が強まります。つまり、朝食抜きの場合、インスリンの分泌が遅れる上、インスリン抵抗性も強まってしまうのです。その結果、血糖値が下がらないまま高値止まりになって、血糖コントロールが悪くなってしまうわけです。

朝は時間がないという人でも、少しでもいいので朝食をとる生活習慣を身につけることが、血糖値を上げない鉄則なのです。

昼のそば、丼ものにも注意

朝はギリギリまで寝て、朝食抜きであわてて出勤する……といった毎日を送っている忙しいビジネスパーソンには、朝食抜きの弊害は耳が痛い話だったでしょう。

次なる食事のポイントは「昼食をそば、丼ものでパッと済ませないこと」です。

昼食のそば、丼ものも、血糖値の観点からすると、決しておすすめできません。

「え、そばは体にいいんじゃないの？」

という声が聞こえてきそうです。

たしかに、そばは食物繊維を多く含み、血糖値の上がりやすさを数値化したＧＩ値（グリセミック・インデックス。１６５ページ図表４－２参照）も54と、白米（うるち米）の84、うどんの80よりも低く、血糖値の上昇を抑えられます。主食は白米の代わりにそば、うどんよりもそば、というチョイスは正しく思えます。

しかし、気をつけなければならないのは、食べる量の問題です。成人男性なら、ざるそば１枚ではちょっと物足りず、つい大盛りにしてしまう人も多いでしょう。そうなれば、たちまち白米１杯分を上回りかねません。

とくに夏場のそうめんなど、ツルツルと知らぬ間に３～５束と食べていませんか。その量はご飯１・５～２杯分の糖質量・カロリーに相当します。

また、そばもそうめんもすするだけで早食いになってしまいがちです。早食いは血糖値の急上昇を招きます。短時間で多くのカロリーを摂取することになり、肥満リスクを高めます。

そしてさらに問題なのは、ざるそばやそうめんの場合、ほぼ麺しか食べない点です。つまり、糖質ばかりで、たんぱく質や脂質をほとんど摂取できません。これではバランスのよい食事とはいえません。加えて、空腹にいきなり麺では、血糖値が上がりやすくなります。

一方、天丼やカツ丼などの丼ものも、麺類同様、かき込むように早食いになってしまう傾向があります。また、ざるそば、そうめん同様、栄養バランスの悪さもマイナス点です。

さらに丼ものの多くは糖質＋脂質。第1章で少し説明したように、この二つが合わさると、上昇した血糖値が下がりにくくなります。血糖値の観点からすると、避けるべき食べ物といえます。

「糖質＋脂質」が血糖値にとってよくない理由

なぜ、糖質＋脂質が血糖値から見て、NGなのでしょうか。

一般的には脂質をとると、消化しにくいため、胃から腸への排出に時間がかかるようになり（胃に長くとどまるようになり）、食べたものの吸収がゆるやかになるとされています。それは事実であり、食べたものの吸収がゆるやかになれば血糖値の上昇も抑えられます。丼ものが腹持ちがいいのもそのためです。

しかし、糖質＋脂質の組み合わせは、血糖値の上昇はゆるやかでも、上がった血糖値がなかなか下がらないのが特徴です。その理由は、脂質によってインスリン抵抗性が増大し、インスリンの効き目が弱まるためだと考えられます。血糖値が下がりにくいため、インスリンを過剰に分泌することにもつながります。

たとえば、同じスイーツでも脂質がほとんどない和菓子（大福など）と脂質を含む洋菓子（ショートケーキなど）を食べ比べると、大福は食後にグーンと血糖値が上がりますが、インスリンの働きで、すっと落ちます。片やショートケーキは、大福よりは上昇はゆるやかでもインスリンの効きが悪くなるので、なかなか元に戻りません。長く血糖値を上げてしまうのはショートケーキのほうなのです。

脂質は細胞膜や血液の成分となり、脂溶性ビタミン（A、D、E、K）の吸収を助け、エネルギー源ともなる人間の体に必須の栄養素です。しかし、そのエネルギーは1gで9kcalもあり（糖質、たんぱく質は1gで4kcal）、とり過ぎると肥満や血糖コントロールの悪化、コレステロール・中性脂肪の増加などにつながります。食事療法の中でも極めて重要なポイントです。

そのため、脂質をなるべく余分に摂取しないよう、調理法などで工夫することが大事です。たとえば、炒め物をする場合、目分量で油を入れると、つい入れ過ぎてしまうので、計量スプーンを使うなどして、常に適正な量を使う習慣を身につけることが大切です。

また、近年では脂質の中でも「オメガ3系脂肪酸」（亜麻仁油、エゴマ油、魚油内のDHAやEPAなど）や「オメガ9系脂肪酸」（オリーブオイルなど）といった、健康によいとされる脂質がクローズアップされています。

実際、サバやイワシなど青い魚に多く含まれるオメガ3系脂肪酸のDHAやEPAには、血液をサラサラにし、アレルギーを軽減する効果も期待できます。トクホ（特定保健用食品）指定を受けているサプリメントもあります。動脈硬化の治療薬としても利用されています。

しかし、血糖値コントロールの面から見ると、体によいからといって、脂質のとり過ぎは禁物です。

一番のご法度は、夕食を〝ビッグミール〟にすること

糖尿病を予防・改善し、血糖コントロールをよくする食事法において、最大のポイント

になるのが「夕食」です。

私は講演などで必ず伝えていることがあります。それは、

「夕食を制する者が糖尿病を制する」

ということ。それくらい現代人の糖尿病の予防・改善、血糖コントロールにおいて、夕食の占めるウエートが大きいのです。

夕食が重要な理由は、「夕食＝ビッグミール」になりやすいことが挙げられます。

ビッグミールとは、いわゆる大食い・ドカ食いのこと。時間に制約がある朝や昼に比べて、夕食は落ち着いてとれることが多く、一日の仕事が一段落したあとということもあって、ついつい朝や昼よりも食べ過ぎてしまいがちです。

中国ハルビン医科大学などが５０００人近い米国人の糖尿病患者を対象に行った研究では、夕食の総エネルギーの５％を朝食に置き換えるだけで、糖尿病リスクが４％、心血管疾患リスクが５％、それぞれ減少したそうです。それだけ夜の食事はリスクが高いのです。

血糖コントロールの面から見ると、朝や昼と違って、就寝中はあまりエネルギーを使わないので、夕食でドカ食いすると、食事から得たエネルギーの多くが貯蓄に回ってしまい

ます。つまり、朝食や昼食より太りやすくなるのです。

また、就寝中ずっと高血糖の状態が続くため、翌朝を血糖値が高い状態でスタートすることになります。そのため、ちょっとした食事でも高血糖になりやすく、場合によっては、その後2～3日の血糖値の変動にも悪影響を与えてしまいます。

とくに、「朝食抜き→昼軽く」という食事スタイルだと、その反動で、夜はビッグミールになりがちです。

通常、人間は日中に活動しますので、朝や昼はしっかり食べても即座に活動エネルギーに回され、消費されていきます。

したがって、しっかり食べるべきは朝食、昼食であって、就寝前の夕食は少なめに食べるのがいいのです。

同じメニューでも、食事時間が遅いだけで血糖値は大きく変わる

最近、米国で行われた、夕食の摂取時間が代謝にどう影響するかを調べた研究結果が、米国内分泌学会誌に紹介されていました。

健康な人たちを対象に、早めの夕食（午後6時）と遅い夕食（同10時）で、どちらも同じ内容の食事をとり、血糖値や体脂肪などの変化を調べるもので、就寝も11時、起床は朝7時と同条件でした。

その結果、就寝の1時間前、午後10時に夕食をとったグループは、就寝5時間前の午後6時に食べたグループと比べ、夕食後の血糖値のピークが平均して18％高くなり、一晩で燃焼した脂肪の量は10％も少なかったのです。

研究を行った米国のジョンズ・ホプキンズ大学医学部のジョナサン・ジュン氏は、「同じカロリーで、同じような食事をしていても、24時間のうち、どのタイミングで食べるかで、代謝にもたらされる影響は異なることがわかった。体質や就寝時間などの影響もあるが、夜遅い時刻にカロリーの高い食事をとると、多くの人は2型糖尿病や肥満になりやすくなる」と分析しています。

一方、日本でも、2型糖尿病患者に対して、同じカロリーの食事を夕食時間を変えて血糖変動を調べた実験があります。その結果が図表3－6です。

図を見ると明らかなように、この実験でもやはり、午後6時に食べるのと午後9時に食べるのとでは血糖値の変動が大きく違っています。午後9時では食後に血糖値が急激に上

（図表 3-6）夕食を遅くとった際の血糖日内変動

対象：2型糖尿病患者16名（年齢: 70.3±5.6歳、BMI: 22.8±2.71、HbA1c: 7.2±0.6%）
方法：試験食（27kcal/kg/日）を用いた無作為 クロスオーバー試験

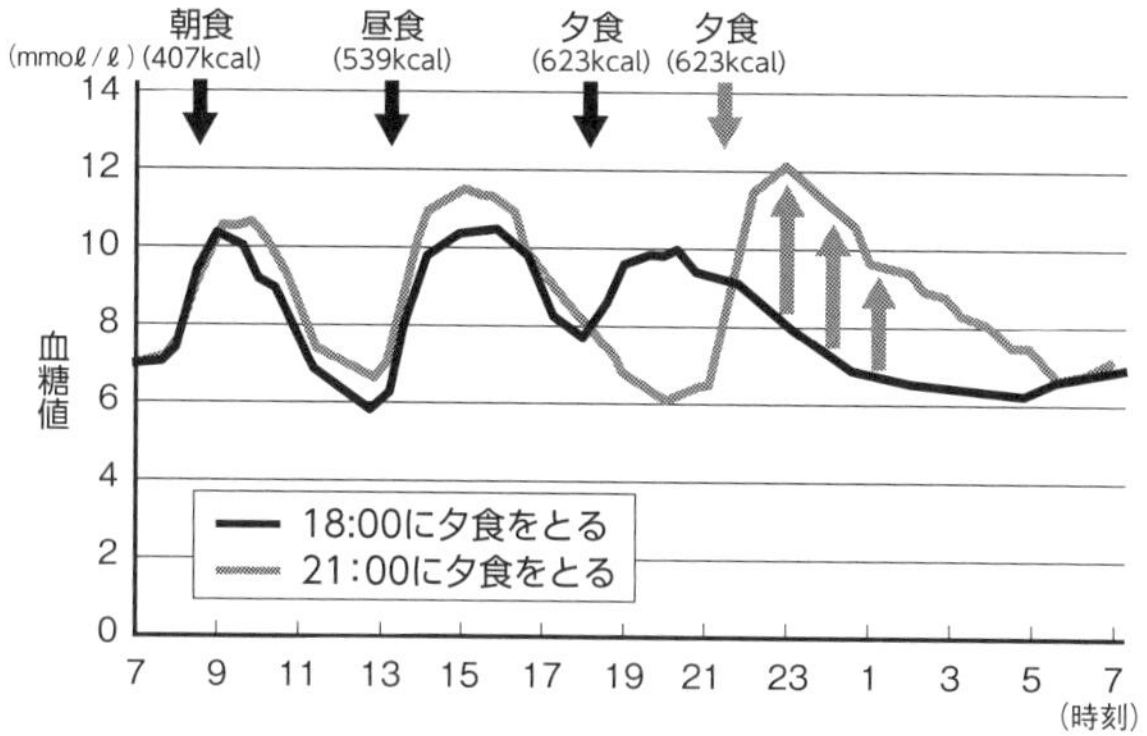

Imai S, et al.Diabetes Res Clin Prac 129: 206-212, 2017

がり、下がるスピードもゆっくりです。

　食事をとると消化・呼吸などによってカロリーが消費されます。この消費を食事誘発性熱産生（ＤＩＴ）といいますが、ＤＩＴは一般に朝食や昼食に比べて、夕食では低下することが知られています。カロリー消費が少なくなるわけですから、血糖値が下がりにくくなってしまうのです。

　そういう意味からも、夕食は早めにとり（理想は午後6時）、就寝までの時間をなるべく空けることを心がけたいものです。残業などがあって夕食が遅くなる場合でも、最低でも3時間は空けたいところです。

　朝、起きたときのお腹の具合は健康のバロメーターです。すぐに空腹感を覚えるようなら良好であり、逆に食欲がわかないときは、夜遅くに食べたり、食べ過ぎていたりして、朝食前血糖値が高くなっている可能性があります。

仕事などで夕食時間が遅くなりがちな人は

夕食は就寝の3時間前までに、早めにとるのが理想ですが、仕事などの関係でそうもいかない人も多いでしょう。そうした場合、分食で夕食をとること（夕方の食事に炭水化物をとり、遅い夕食は軽くとる）をおすすめします。

夜遅くまで空腹を我慢すれば、どうしても夕飯がビッグミールになりがちです。それを防ぐためにも、分食がベターなのです。

図表3－7は、図表3－6に分食で夕食をとった場合の血糖値の変動を加えたものですが、分食すると、トータルで同じカロリーの食事をしても、血糖値の大きな波ができにくく、安定して変動していることがわかります。

就寝前に糖質を含む炭水化物をとり過ぎると血糖値が上がりやすく、かつ下がりづらくなるので、炭水化物はできるだけ夕方にとることを意識するといいでしょう。この実験では夕方の食事のメニューを野菜と白米にしていますが、たとえば、コンビニなどで食べ物

(図表 3-7) 夕食を遅くとった際の分食の効果

対象：2型糖尿病患者16名(年齢: 70.3±5.6歳、BMI: 22.8±2.71、HbA1c: 7.2±0.6%)
方法：試験食(27kcal/kg/日)を用いた無作為 クロスオーバー試験

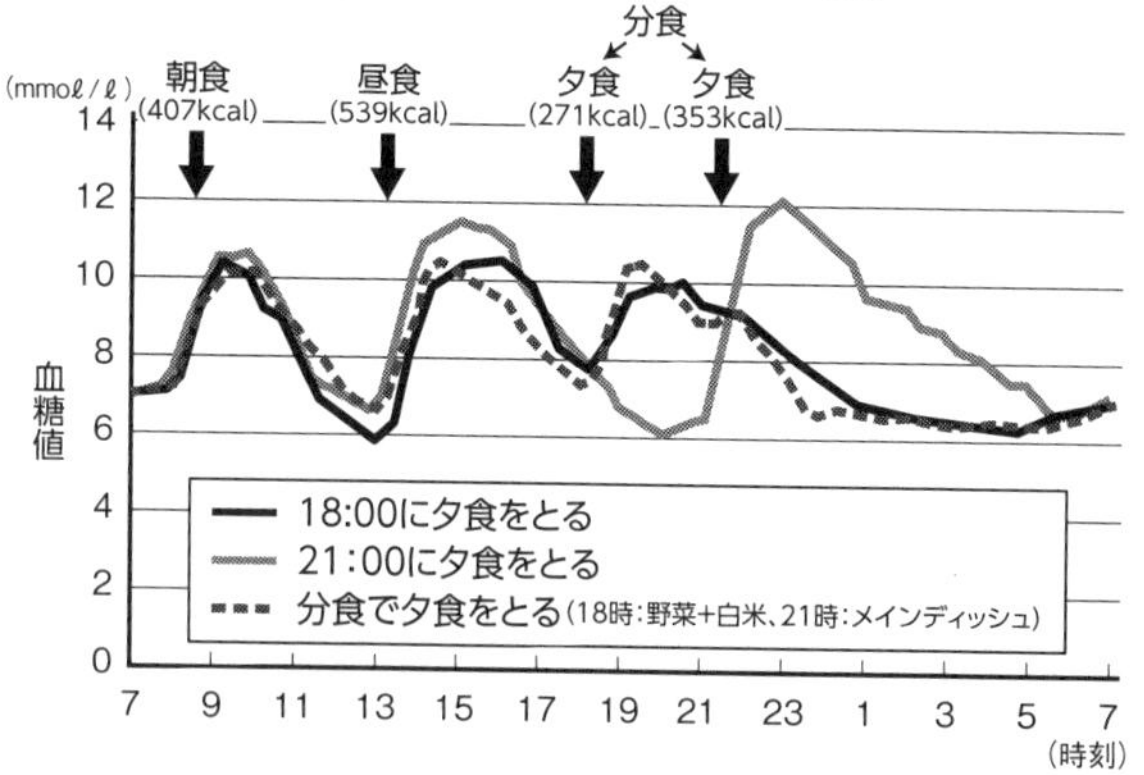

Imai S, et al.Diabetes Res Clin Prac 129: 206-212, 2017

を調達する場合は、パックに入ったサラダと玄米おにぎりなどがいいでしょう。

パンならライ麦パン、麺類なら食物繊維が豊富に含まれている山菜そばをチョイスしてはいかがでしょうか。

副食として買ってしまいがちなナッツやチーズ類はとり過ぎるとカロリー過多になるので、分食でとる夕方の食事にはあまり向いていません。

同様に果物は一般的に午前中にとったほうがよいので、夕方にとる場合は食べても少量に抑えましょう。

一方、遅い時間の夕飯は、食後の血糖値を上げないためにも、食物繊維、なかでも水溶性食物繊維が豊富な食べ物を含めるのがおすすめです。根菜類やきのこ、海藻類などが入ったサラダや納豆などの豆類を使用した食品を意識してとるといいでしょう。

水溶性食物繊維は水に溶けるという性質から、ネバネバしたゲル状に変化し、食べ物の移動をゆるやかにする働きがあります。そして腸内を移動していくとき、コレステロールやコレステロールから作られる胆汁酸、糖質などを吸着する働きがあり、吸着したものを便と一緒に排泄させます。

そのため、水溶性食物繊維をとることで、腸内の糖質の吸収を抑え、コレステロールを低下させることにつながり、ダイエット・糖尿病、高血圧予防などさまざまなよい効果が期待できます。

また、腸内でよい働きをするといわれる善玉菌の栄養となり、善玉菌を増やす働きもあります。

水溶性食物繊維を多く含む主な食品は、136ページ（図表3－15）で紹介していますので、毎日の食生活の参考にしてください。

食べる順番を変えるだけで血糖値はどれほど変化するのか

食事のとり方として、最近では食べる順番が大事であることが広く知られるようになりました。最初に野菜を食べて、次いで主食（炭水化物）という食べ方です。

ダイエットだけでなく、この食べ方は血糖値が高い糖尿病予備群や糖尿病の人にこそ効果的な食べ方です。

京都女子大学などの研究グループの実験によると、野菜↓主食の順で食べると、主食↓野菜の順で食べたときと比べて食後の血糖変動が30％も減少したことがわかりました。

血糖変動が大きいと心血管イベント（心筋梗塞や脳卒中）の発症率が高くなることは前述した通りです。血糖変動が大きいほど、認知機能が低下することも指摘されています。

また、血糖変動だけでなく、食事前後のインスリンの測定では、食後の血中インスリン値が30％抑制されたそうです。つまり、インスリンの節約になるわけです。元来、インスリンの分泌量が少ない日本人にとっては、うれしい結果です。さらにインスリンの過剰分泌はがん細胞の増殖やアルツハイマー病を促進することもわかっているので、それらの予

(図表 3-8) 食べる順番の血糖日内変動に及ぼす影響
―食物繊維との関係―

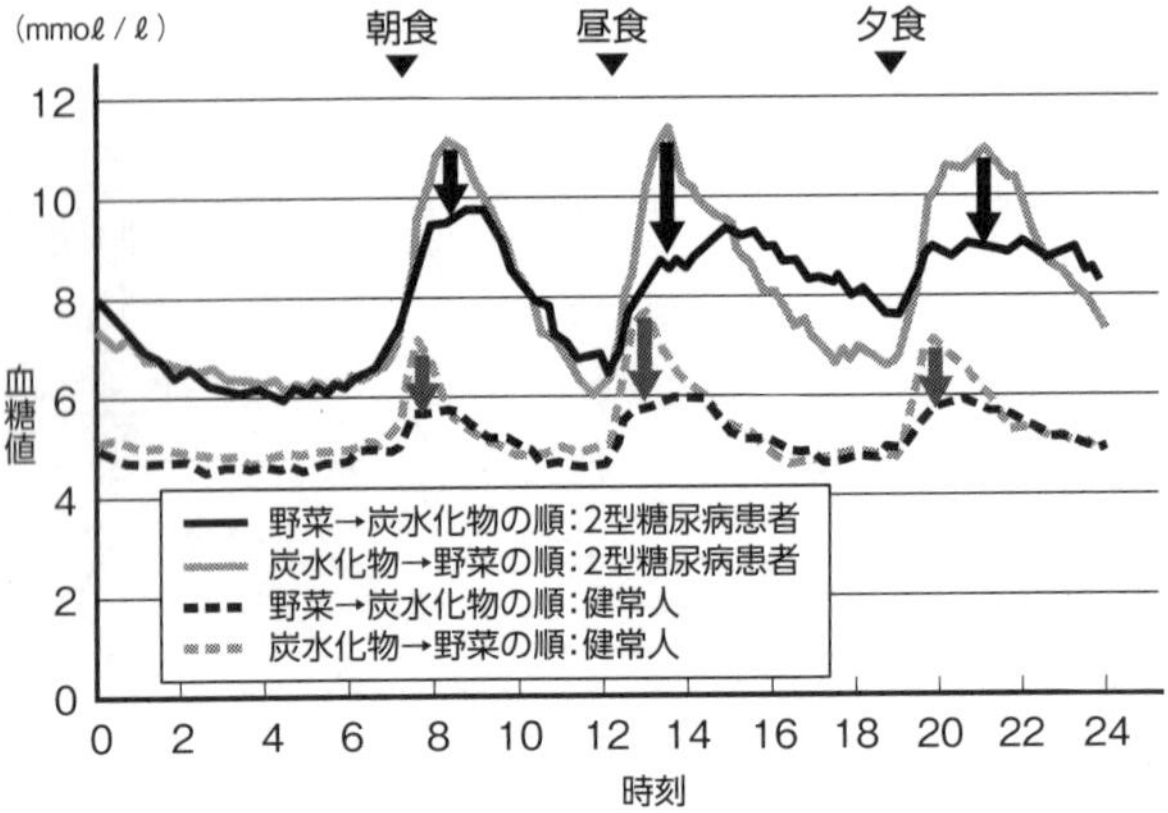

Imai S, et al.J Clin Biochem Nutr 54; 1; 7-11, 2014

防効果も期待できます。

なぜ、野菜→主食の順番で食べると血糖上昇が抑えられるかというと、野菜に含まれる、主に水溶性食物繊維が糖質の吸収を遅らせるからだと考えられています。

野菜を先に食べることで胃が膨らんで満腹感が得られ、少量の主食でも満足できるという効果もあります。ぜひ、試してみてください。

逆に空腹状態で糖質主体の炭水化物から食べた場合は、血糖値は一気に上昇し、インスリンが必要以上に分泌されてしまいます。これによって糖分を脂肪として蓄積することに拍車がかかります。

さらに過剰なインスリン分泌で今度は血糖値が急激に下がり、その変動がジェットコースター状態になります。この急激な変化は食欲の増進にもつながり、食欲増進↓血糖値乱高下↓食欲増進という悪循環をも招きます。

図表３－８は、野菜と炭水化物の食べる順番で血糖値の変動にどう影響するかを、健常人と2型糖尿病患者で調べたものです。2型糖尿病の患者さんのほうが、血糖値の上がり幅が大きく、食べる順番を野菜↓炭水化物にすることの効果が高いことがわかります。

最善の食べ方は野菜最初で次に……

前項で紹介した野菜↓主食の食べ順ですが、近年の研究で、野菜と主食の間にたんぱく質を摂取することで、より効果が高くなることがわかってきました。

野菜の次にたんぱく質である魚や肉を摂取すると、第1章でも紹介したインスリンの分泌を促すホルモン「インクレチン」が腸で分泌され、インスリン分泌をいち早く促すからです。

では、たんぱく質の代表である肉と魚では、どちらを意識してとったほうがいいのでしょうか。

図表3－9は、2型糖尿病患者を対象に、肉→米飯、魚→米飯の順で食べることで、食後血糖値がどう変化するかを調べたものです。これを見ると、肉と魚のどちらを先に食べても、食後血糖値の上昇を抑える効果はほとんど同じでした。

しかし、長期的に見ると、肉に多く含まれる脂質をとり過ぎると結果的には糖尿病を悪化させる可能性があります。

魚の脂質は糖尿病の合併症である動脈硬化を防ぐ効果があります。その違いは肉の脂質には飽和脂肪酸が多いのに対して、魚の脂質はＤＨＡやＥＰＡなどの多価不飽和脂肪酸（オメガ3系脂肪酸。67ページ参照）が多い点です。

もちろん、エネルギー源となる飽和脂肪酸も必要ですが、それは日常の食事の中で自然にとれていることが多いので、どちらを意識したほうがいいかといえば断然、魚です。

ところで、インスリンの分泌を促す「野菜→魚→ご飯」という食べ順は、和食の会席料理と通じるものがあります。インスリン分泌予備能が低く、インスリン分泌も遅れる傾向がある日本人にとっては、とても理にかなった食事形式です。先人の慧眼《けいがん》に驚きすら覚えます。

しかも会席料理は一品食べ終えてから、次の料理が運ばれ、その間の時間もあり、じっ

（図表 3-9）食事の順番と食後の血糖上昇の関係

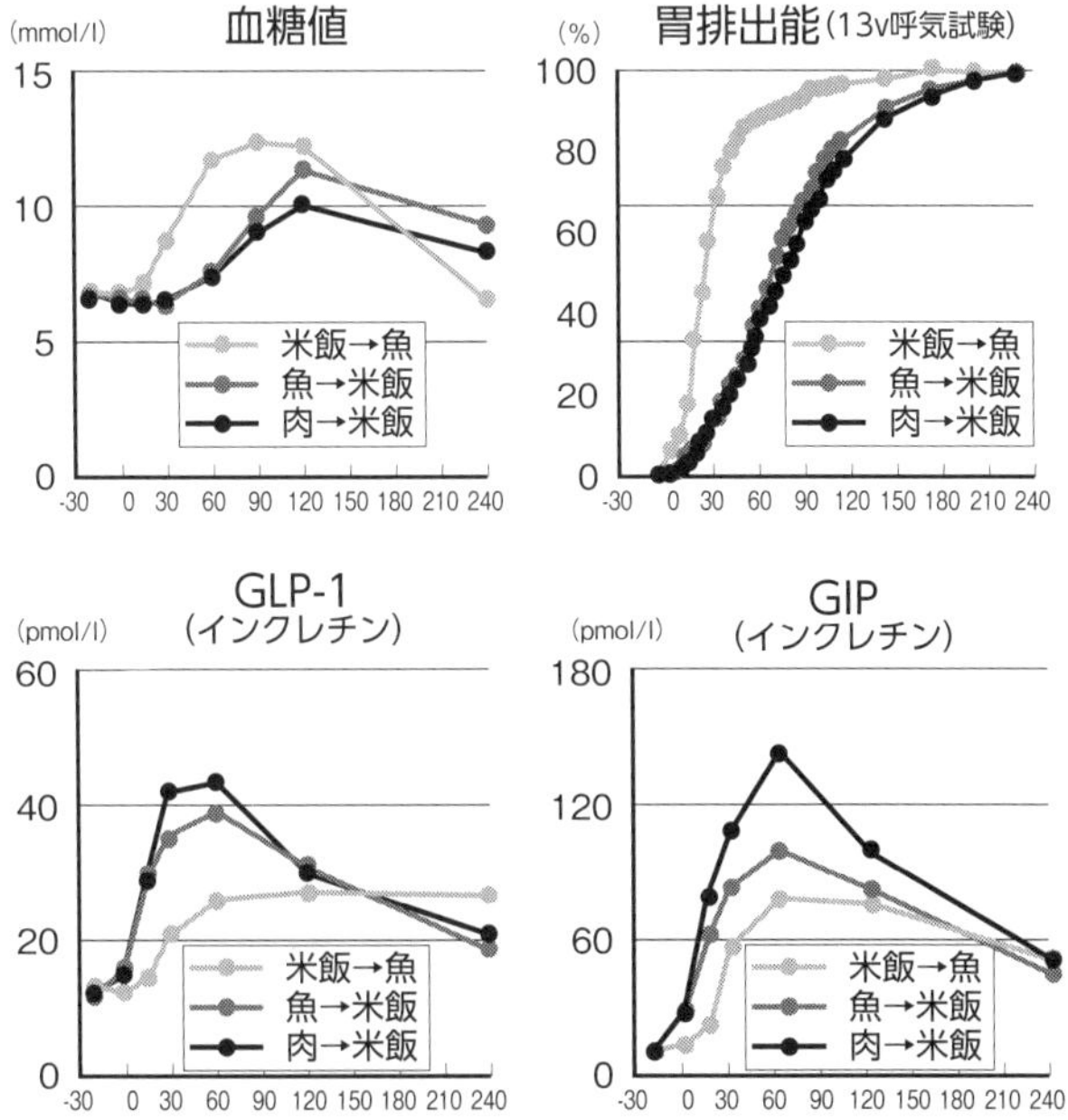

Kuwata H, et al. Diabetologia 59, 453-461, 2016

くりと時間をかけていただきます。ゆっくり食べると満腹感を得やすく、食欲をコントロールし、過食を抑えやすくなります。実際、通常の食事がゆっくりな人は早い人に比べ、肥満になりにくい傾向があります。

会席料理は血糖値を上げない、理想的な食事スタイル。食べるときによく噛《か》んで味わえば、まさに究極の食べ方です。ユネスコ無形文化財登録も納得です。

とはいえ、残念ながら、現

代の日本人、とくにビジネスパーソンはじっくりと食事をする時間もないのが実情です。外で食べることが多い昼食はともかく、せめて家庭ではゆっくり、よく噛んで食べる習慣を身につけたいもの。もちろん、食べ順は「野菜↓魚（肉）↓主食」です。

ある実験によると、野菜、たんぱく質、炭水化物をそれぞれ5分以上かけて食べると効果的だそうです。トータルで15分。家庭でも十分可能な時間です。

いくら栄養豊富でも、夜の果物は絶対にタブー

ビッグミールになりやすく、血糖値も上昇したままになりやすい夕食では、とくに野菜を意識して最初にとったほうがいいことは間違いありません。ただし果物は、野菜と同じようにビタミンや食物繊維がとれますが、血糖コントロールが悪い人は夕食時にとってはいけません。

果物には、ビタミンや食物繊維だけでなく、各種ミネラルやポリフェノールなど、健康維持に効果がある成分が豊富に含まれています。近年の研究では、野菜と果物を積極的に食べていると、胃がんや肺がんなどの発症リスクを低下させたり、認知機能の低下、動脈

（図表3-10）糖質の種類

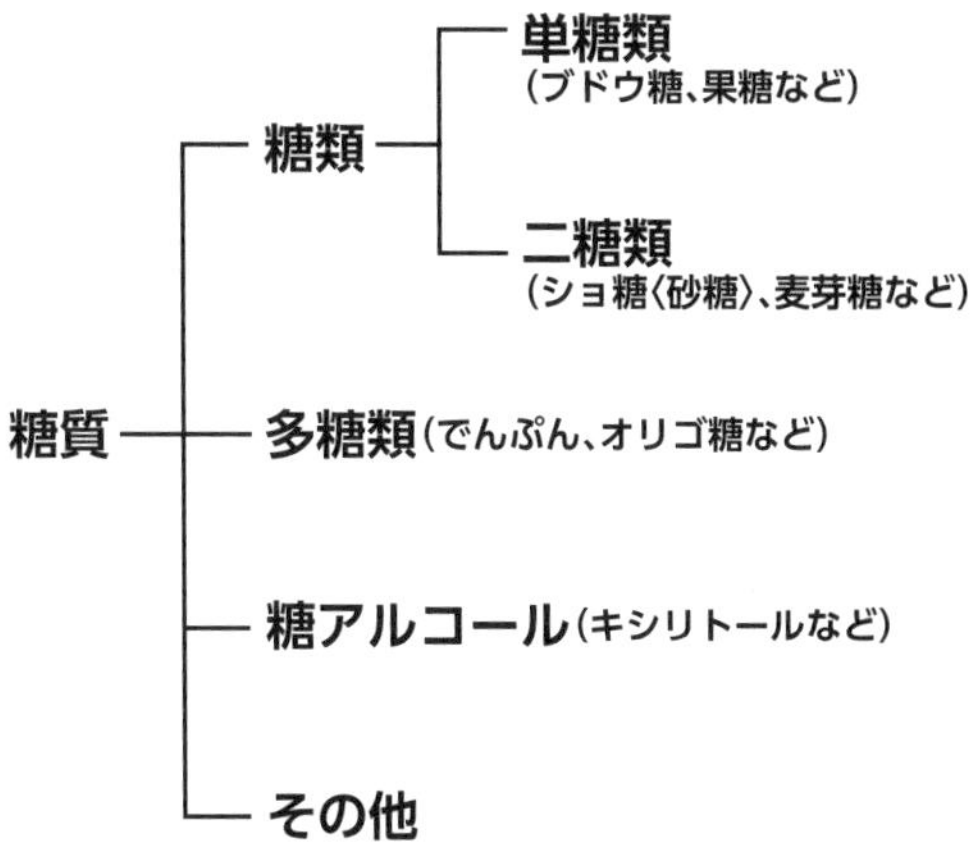

硬化などを予防したりする効果も明らかになっています。

厚生労働省・農林水産省作成の「食事バランスガイド」では、一日に果物200g（みかん換算で中サイズ2個分）摂取することが目標とされています。ところが現状、日本人の60％以上の人が不足しているそうで、積極的に取り入れたい食物ではあります。

ただし、果物は主に果糖が豊富に含まれています。果糖は体内に取り込まれると肝臓で10～20％がブドウ糖に変換され、残りは果糖として血中を回ります。そのため、血糖値の上昇は同じ糖類のでんぷんの20％程度に過ぎません。

しかし、血中のインスリンが不足している

（図表 3-11）果物に含まれる糖質の種類

（100g 中）

品名	果糖	ブドウ糖	ショ糖（砂糖）	糖質総量
ブドウ	7.3	6.7	—	14
バナナ	6.2	6.7	—	12.9
りんご	7.7	3.3	1.1	12.1
マンゴー	2.7	0.8	7.7	11.2
サクランボ	4.7	6.2	—	10.9
ブルーベリー	5.5	5.3	—	10.8
梨	6	4.4	0.2	10.6
キウイ	3.9	3.8	1.3	9
桃	1.5	1.3	5.7	8.5
パイナップル	1.8	1.3	5.2	8.3
オレンジ	1.9	1.8	4.3	8
メロン	2.2	1.3	2.8	6.3
グレープフルーツ	1.8	1.8	1.8	5.4
いちご	2.1	1.8	—	3.9

NUTTAB2010.Australia

と、果糖から変換されるブドウ糖の量が増加し、血糖値を上げてしまいます。

また、果糖は肝臓で中性脂肪に変換されるため、太りやすく、インスリン抵抗性を増強させます。

さらに果物によっては血糖値上昇に直結するブドウ糖やショ糖（砂糖）も多く含んでいます。ブドウ糖はブドウ、サクランボ、梨、キウイなどに、ショ糖は柿やバナナ、マンゴー、桃、パイナップルなどに多く含まれています。

一般的には果物は体によいイメージなので、通院する糖尿病患者さんの中には、白米やパンといった主食の代わりとして果物をとっている、とおっしゃる人がよくいます。

しかし、インスリンが不足している状態で果物を多く摂取すると、でんぷん以上に血糖値を上昇させてしまいます。

もちろん、体によい成分を含むので、図表３－11を参考に適量をとりましょう。

また、果物をとるタイミングは朝食後、昼食後がベストです。

夕食後は血糖値を上げてしまうので厳禁です。

糖質オフ、糖質の低いお酒ならＯＫ？

かつては糖尿病と診断されたら、アルコール摂取は禁じられていた時代がありました。

しかし、最近では、お酒の種類によって血糖値を上げるもの（ビール、日本酒など）と上げないもの（焼酎、ウイスキーなど）があることが知られるようになり、また、糖質オフ、糖質ゼロのお酒が登場したこともあって、血糖値を気にする人たちもアルコールを楽しめるようになりました。

もちろん、血糖値を上げないお酒であっても、過度に摂取すれば、肝臓やすい臓をはじめ、体のさまざまな部位に害を及ぼすので、飲み過ぎは禁物です。

慈恵医科大学第三病院 糖尿病・代謝・内分泌内科では、院内の栄養部の協力を得て、2020年、ユニークな実験を試みました。アルコールの種類とつまみの組み合わせが血糖値にどう影響するかを調べたものです。

アルコール類は赤ワイン（容量450㎖・糖質9・0～22・5g）、一般的な発泡酒（同1000㎖・同32g）、糖質オフ発泡酒（同1050㎖・同0・55～1・21g）、焼酎（同200㎖・同0g）の4種類。

つまみは「健康志向コース」（低糖質・計3・4g）と「シメまでがっつりコース」（高糖質・計82g）の2種類を用意、それぞれの組み合わせで、血糖値の変動を測りました。

その結果、健康志向コースでは、糖質が比較的多い赤ワイン、発泡酒では血糖値の上昇が見られましたが、糖質ゼロの焼酎、糖質オフ発泡酒は上昇しませんでした。

やはり、糖質の少ないアルコール類は血糖値の面から見ると優秀で、飲酒するなら焼酎などの蒸留酒や糖質オフの飲料をチョイスすべきでしょう。

ただし、シメまでがっつりコースでは、4種類のどのお酒を飲んでも血糖値は上がっています。しかも、糖質オフのお酒であろうとなかろうと、上昇度も大差はありません（図表3－12－2）。

（図表 3-12-1）お酒とつまみの組み合わせで血糖値はどう変化するか

ドリンクメニュー

アルコール　約 50g 相当

赤ワイン 450 ㎖ 糖質 9.0-22.5 g	発泡酒 1000 ㎖ 糖質 32 g 食物繊維 0-1.1g
糖質オフ発泡酒 1050 ㎖ 糖質 0.55-1.21 g 食物繊維 0-1.1g	焼酎 200 ㎖ 糖質 0 g

食事メニュー

A.健康志向コース（低糖質）

銀鮭の塩焼き　1 切れ
千切りキャベツ　100g
ゆで卵　1 個
ベビーチーズ　1 個
サラダチキン 90g
マヨネーズ　12 g

490kcal
たんぱく質 46.0g
脂質 30.9g
糖質 3.4g
食物繊維 1.8g

糖質 3.4 g ＝ご飯約 10g
（すし飯にぎり 1/3 個分）

B.シメまでがっつりコース（高糖質）

焼き鳥　140g
千切りキャベツ　100g
厚焼き玉子　2 切れ
マカロニサラダ　90g
マヨネーズ　12g
五目いなり　1 個

814kcal
たんぱく質 46.0g
脂質 38.2g
糖質 60.2g
食物繊維 5.9g

糖質 60.2 g ＝ご飯約 180g
（コンビニ　おにぎり 2 個分）

＋

食後 30 分に
シメのラーメン

カップラーメン
ミニサイズ 1 個

136kcal
たんぱく質 5.0g
脂質 6.3g
糖質 21.8g

糖質 21.8 g ＝ご飯約 65g
（小さなおにぎり 1 個分）

(図表 3-12-2) お酒とつまみの組み合わせで血糖値はどう変化するか

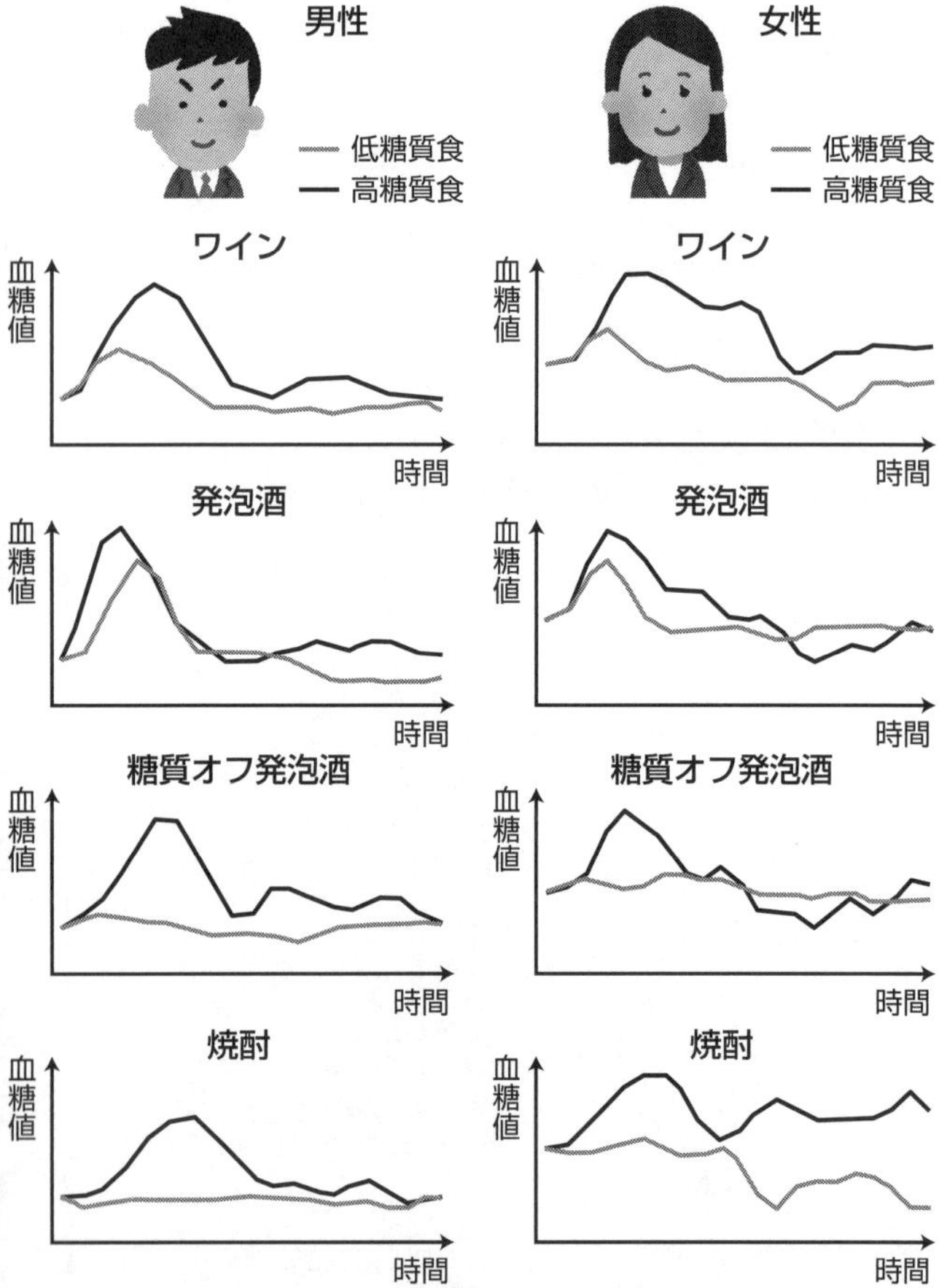

低糖質食をつまみにした場合は、何を飲むかで血糖値の変動に差が出たが、高糖質食ではお酒の種類にかかわらず血糖値の上昇が見られた。
→何を飲むかより何を食べるかが大事。

慈恵医科大学第三病院　糖尿病・代謝・内分泌科　森豊、同病院栄養部　相木浩子　小沼宗大　和泉由子

ここからわかるのは、お酒の種類よりも、お酒と一緒にどんなつまみをとるかのほうが、血糖値に大きな影響を与えている、ということです。

フライドポテトやコーンバター、シメのラーメンなど、カロリーも糖質も脂質も高い食品をとれば、何を飲んでも一緒だということです。当たり前といえば当たり前ですが、「焼酎やハイボールしか飲まないから、大丈夫」と、こってりとした食品をたくさん食べれば、血糖値から見たら意味はないのです。つまみもしっかり吟味したいものです。

間食にいいとすすめられるナッツ類の落とし穴

ビールやウイスキーのつまみ、間食として人気のナッツ類。食物繊維が豊富なことから、巷《ちまた》では「ナッツダイエット」に励む人もいるそうです。

アーモンドやクルミなどのナッツ類は腹持ちがよいので間食を抑えられ、また食物繊維が豊富なため、便通がよくなることでダイエットによい効果を発揮すると人気です。

たとえば、クルミ（薄皮部分）にはポリフェノールが豊富で抗酸化作用が期待できますし、アーモンドには不飽和脂肪酸であるオレイン酸、リノール酸、ビタミンE、食物繊維、各種ミネラルなどを含み、栄養満点な食材です。

不飽和脂肪酸は固まりにくく、体内では液状になり血液の流れをスムーズにします。コレステロール値の安定、LDL（悪玉）コレステロールの軽減、血圧を下げて血栓や動脈硬化を防ぐ効果などが期待できます。

また、アーモンドは100gあたり約30㎎のビタミンEが含まれ、ビタミンEの含有量が多い食品の中でもトップクラスです。活性酸素の生成を抑えて体の酸化（老化）を防ぎ、細胞や血管を活性化します。こちらも動脈硬化などの生活習慣病の予防・改善や、アンチエイジング効果、また血流の循環をスムーズにすることから、肩こりや冷え性など、さまざまな面で期待を集めています。

カシューナッツにはビタミンKや亜鉛、鉄、マグネシウムなども豊富です。摂取する際はどれか一種類に限らず、いろいろなナッツが入っているミックスナッツで食べれば、よりバランスのよい栄養がとれるでしょう。

ナッツ類ではありませんが、ヒマワリの種も人気です。不飽和脂肪酸のリノール酸を多く含み、抗酸化成分のビタミンE、貧血を予防する鉄、糖質の代謝に関わるビタミンB群

（図表 3-13）ナッツ類のカロリー&糖質量

可食部 100 gあたり

	糖質	カロリー
アーモンド	9.7g	608kcal
たんぱく質と食物繊維を多く含み、悪玉コレステロールを減らす不飽和脂肪酸のオレイン酸、抗酸化作用のあるビタミンEも豊富。		
カシューナッツ	20.0g	576kcal
疲労回復を助けるビタミンB1、亜鉛、鉄などのミネラルを多く含む。ナッツ類の中では糖質が比較的多い。		
ピスタチオ	11.7g	615kcal
不飽和脂肪酸のオレイン酸が豊富で、カリウムなどのミネラル、抗酸化作用と美肌効果が期待できるβカロテンやルテインを多く含む。		
クルミ	4.2g	674kcal
糖尿病予防も期待できるα-リノレン酸を多く含み、自律神経を整えるトリプトファン、亜鉛などのミネラルも豊富。		
マカデミアナッツ	6.0g	720kcal
不飽和脂肪酸を多く含み、動脈硬化を予防するパルミトレイン酸、ビタミンB群・E、各種ミネラルを豊富に含む。		

などのビタミンもあります。

このようにいいことづくめのナッツ類ですが、血糖値から見たらどうかというと、ナッツ類は比較的糖質が少ない（カシューナッツなど例外もあり）ので、ナッツだけ食べても血糖値は短期的にはそれほど上がりません。しかし、脂質が多いため、食べ過ぎるとカロリーオーバーになって、ダイエットとしては逆効果になってしまいます。目安としては一日に25gほどに抑えておきましょう。ヒマワリの種も同じです。

また、ナッツと同時に糖質をとると、ナッツに含まれる脂質の影響で、上昇した血糖値が下がりにくくなります。日本酒やワインなど糖質を含む醸造酒のつまみにした場合でも同じことがいえるでしょう。

麦飯＋ネバネバ食品による血糖値上昇の抑制効果

食物繊維については第2章で松生先生が詳しく紹介していますが、大別すると水溶性と不溶性があり、前者は食後高血糖の抑制、コレステロールの増加を防ぐ効果があり、後者には便通をよくする効果が期待できます。

ただ、忙しい現代人の食生活では、食物繊維を多く含む食品を日常的に摂取するのは簡単ではありません。

そのため、最も手っ取り早く食物繊維をとるのなら、日常的に食べる主食の穀類で補うのがいいでしょう。

それは、たとえば白米よりも玄米や麦飯、パンでいえば、普通の食パンやフランスパンよりもライ麦パンということになります。

私が勤務する慈恵医科大学附属病院では、大学の学祖・高木《たかき》兼寛《かねひろ》先生が明治時代、麦飯を用いて海軍の脚気《かっけ》撲滅に貢献したことから、麦飯を推奨、現在も病院内の昼食には麦飯を提供しています。

麦飯といえば、とろろをかけて食べるのが定番ですが、じつはこの組み合わせは、食後血糖値上昇を抑制する効果が高いことが当病院の研究で判明しました（図表3－14）。

被験者に、白米、麦飯、白米＋とろろ、麦飯＋とろろ、白米＋納豆、麦飯＋納豆という6つの組み合わせで食べてもらい、食後の血糖値の上昇を比べてみました。

その結果、麦飯＋とろろの組み合わせが、食後血糖値の上昇を抑制する効果が最も高いことがわかりました。これは大麦に含まれる水溶性食物繊維であるβ－グルカンに粘性があり、とろろとの相乗効果によって、血糖値の上昇がダブルで抑えられたからだと考えられます。

ちなみに同じ粘性食品でも、納豆よりも、とろろのほうがより抑制効果が顕著でした。

今回の実験で使用した麦飯は、当病院で提供している麦飯と同じ、白米7に対して大麦3を混ぜたものです。一般のご家庭でも食べやすく、継続できる配合です。糖尿病にはかかっておらず、血糖値が気になるレベルの人であれば、ぜひ日常的に取り入れたい、おすすめの組み合わせです。

ただし、とろろの原料である長芋・大和芋には糖質が多く、麦飯も炭水化物ですので、

(図表 3-14) 麦飯と粘性食品を食べたときの食後血糖値の抑制効果

健常者 19 名（男性 10 名、女性 9 名）に糖質 50g 相当の検査食を以下の組み合わせでとってもらい、食後血糖値の上昇を測定した。

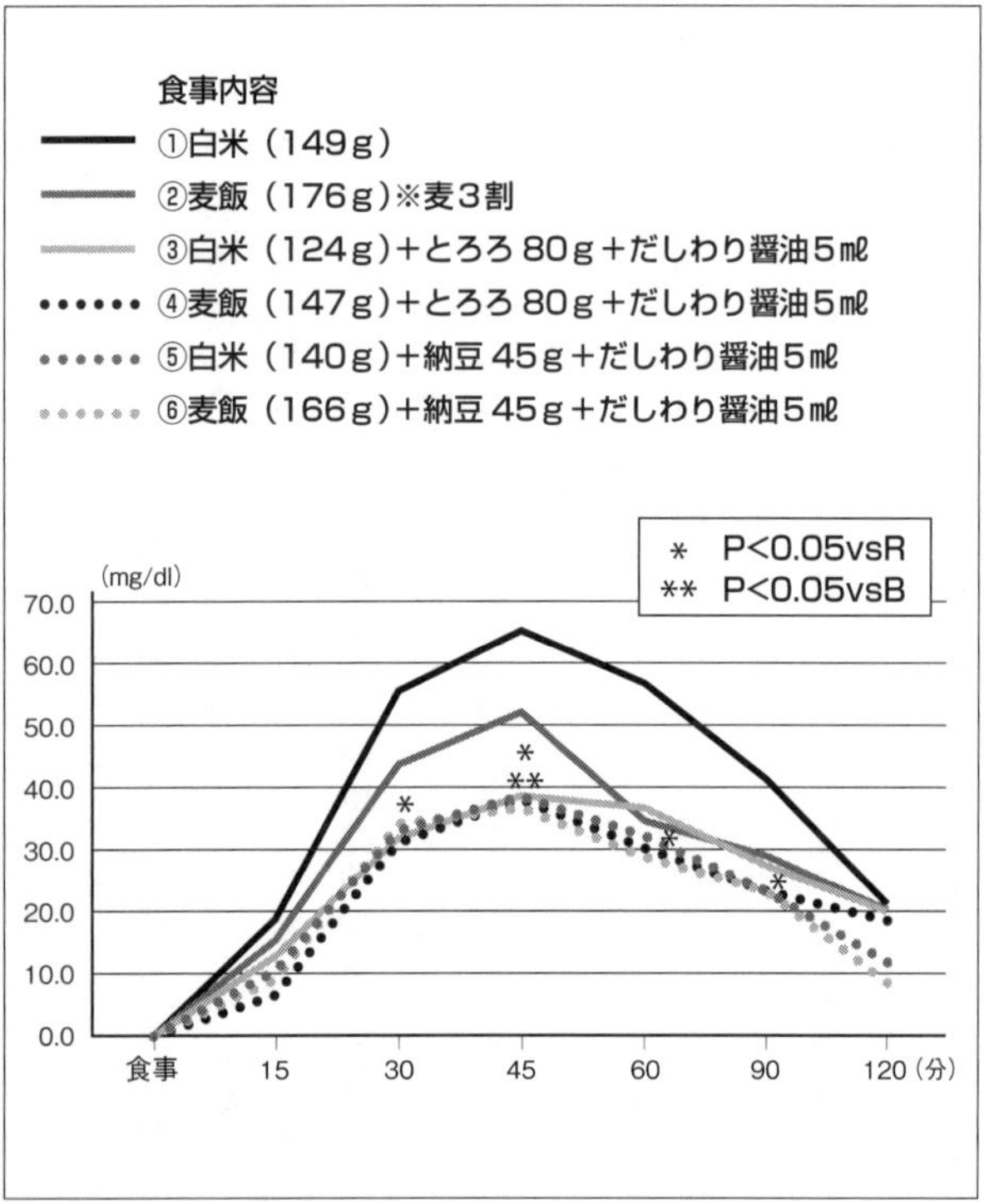

白米より麦飯のほうが血糖上昇効果を示し、主食が白米であっても粘性食品と組み合わせることで抑制効果が高くなった。納豆ととろろを比較した場合、とろろのほうが抑制効果を示した。

東京慈恵会医科大学附属第三病院栄養部; 東京慈恵会医科大学附属病院栄養部;東京慈恵会医科大学附属柏病院栄養部;東京慈恵会医科大学葛飾医療センター栄養部;東京慈恵会医科大学臨床医学研究所

あわせて食べるとそれなりの糖質量・カロリーになります。糖尿病と診断されている方は食べ過ぎには注意が必要です。

先ほど、野菜（水溶性食物繊維）を先に食べてから炭水化物を食べたほうが食後血糖値が上がりにくいという実験結果を紹介しましたが、麦飯＋とろろのように炭水化物と水溶性食物繊維を同時にとっても、食後血糖値を抑える効果があることが示されたということもいえると思います。

それにしても、先ほどの会席料理もそうですが、麦飯ととろろを組み合わせた先人の知恵には驚かされます。

(図表 3-15) 水溶性食物繊維が多い主な食品

※可食部 100 g あたり

	食物繊維総量 (g)	水溶性食物繊維 (g)
(穀物)		
オートミール	9.4	3.2
大麦	9.6	6.0
玄米	3.0	0.7
ライ麦パン	5.6	2
そば (ゆで)	2	0.5
(野菜類)		
切り干し大根	20.7	3.6
ごぼう (ゆで)	6.1	2.7
モロヘイヤ	5.9	1.3
しゅんぎく (ゆで)	3.7	1.1
芽キャベツ (ゆで)	5.2	1.4
にんにく	6.2	4.1
(豆類)		
大豆 (ゆで)	8.5	2.2
あずき (ゆで)	11.8	0.8
いんげん豆 (ゆで)	13.3	1.5
ひきわり納豆	5.9	2
(きのこ類)		
なめこ	3.3	1
生しいたけ	4.2	0.4
ぶなしめじ (ゆで)	4.2	1.3
(いも類)		
じゃがいも (水煮)	3.1	1.4
さつまいも (蒸し)	2.3	0.6
大和芋 (生)	2.5	0.7
さといも (水煮)	2.4	0.9
(果物)		
干しいちじく	10.9	3.3
干しプルーン	7.2	3.4
アボカド	5.3	1.7
キウイ	2.5	0.7
(海藻類)		
ひじき (乾燥)	43.3	
焼きのり	36	
わかめ (乾燥)	32.7	
昆布 (乾燥)	27.1	

※海藻類は水溶性・不溶性の分析が難しいため食物繊維総量のみ掲載。かなりの割合を水溶性食物繊維が占めていると考えられている。

第4章

血糖コントロールには地中海式和食がおすすめ

松生恒夫

糖尿病対策、ダイエットによい地中海食とは

日本は1960年当時、アメリカなどの先進諸国と比べて脂肪摂取量が極端に少なく、また大腸がんの死亡率も低い国でした。

一方、同時代のアメリカでは脂肪摂取量が多く、大腸がんの死亡率は高い値でした。このことから、大腸がんと脂肪摂取量の関連が示唆されるのですが、意外なことに、同時代のイタリアは脂肪摂取量がアメリカと同様に多いにもかかわらず、大腸がんの死亡率が低かったのです。

これはなぜかというと、とっている脂肪の種類が異なるからだと考えられます。当時のイタリアではオリーブオイルを中心に脂肪を摂取していましたが、アメリカでは肉類、乳製品から脂肪をとっていたのです。つまり、オリーブオイル、魚、穀物（パスタ、パン）等を主体とする「地中海式食生活」が、大腸がんの発症の抑制に結びついたということがいえるのです。

また、次に紹介するように、地中海式食生活は、糖尿病をはじめとする生活習慣病の前

段階の状態を示すメタボリックシンドロームにも有効であることが報告されています。

地中海式食生活では、野菜や果物、全粒粉《ぜんりゅうふん》のシリアルやパン、パスタ、ナッツ・豆類の摂取が多く、オリーブオイルを主要な脂質源とし、魚や鶏肉をとり、赤身肉（牛肉、豚肉、羊肉）は少なく、ワインも食事中に少量を飲むというのが特徴です。

この章では、腸の健康やメタボリックシンドロームの予防、そして糖尿病予防も期待できる地中海式食生活、およびそれを日本人に親しみやすい形で応用・発展させた「地中海式和食」について、その具体的なメニューも含めてご紹介していくことにしましょう。

数あるダイエットの中でも健康効果が高い

２００８年、「ニューイングランド・ジャーナル・オブ・メディシン」誌に、地中海式食生活がメタボリックシンドロームなどに対して有効であることが報告されて話題になりました。さらに、その後の４年間の追跡調査の結果が同誌に載り、再び話題を呼んだのです。

まずは２００８年時点の、イスラエルのシャイ博士らによる調査結果をまとめておきま

しょう。シャイ博士らは、中等度の肥満患者（平均ＢＭＩ値31）３２２名（男性86％、平均年齢52歳）を対象に、

①低脂肪ダイエット
②地中海式ダイエット
③低炭水化物ダイエット（糖質制限ダイエット）

の三つのダイエット法を行うグループに分け、２年間（最終的には6年間）という長期にわたって続けてもらいました。

①の低脂肪ダイエットは、米国心臓病協会のガイドラインを基準に、一日あたりの食事量を女性で１５００㎉、男性では１８００㎉としました。

このうち、摂取してよい脂肪の量は30％で、この30％のうち10％は動物性脂肪などの飽和脂肪酸でもよいが、食事は穀物と野菜、果物、豆類中心にするという内容です。

このように余分な脂肪をとらないようにするのが、この低脂肪ダイエット法の特徴です。また、甘い菓子類や高脂肪のスナック類は制限されました。

（図表 4-1）地中海式食生活のピラミッド

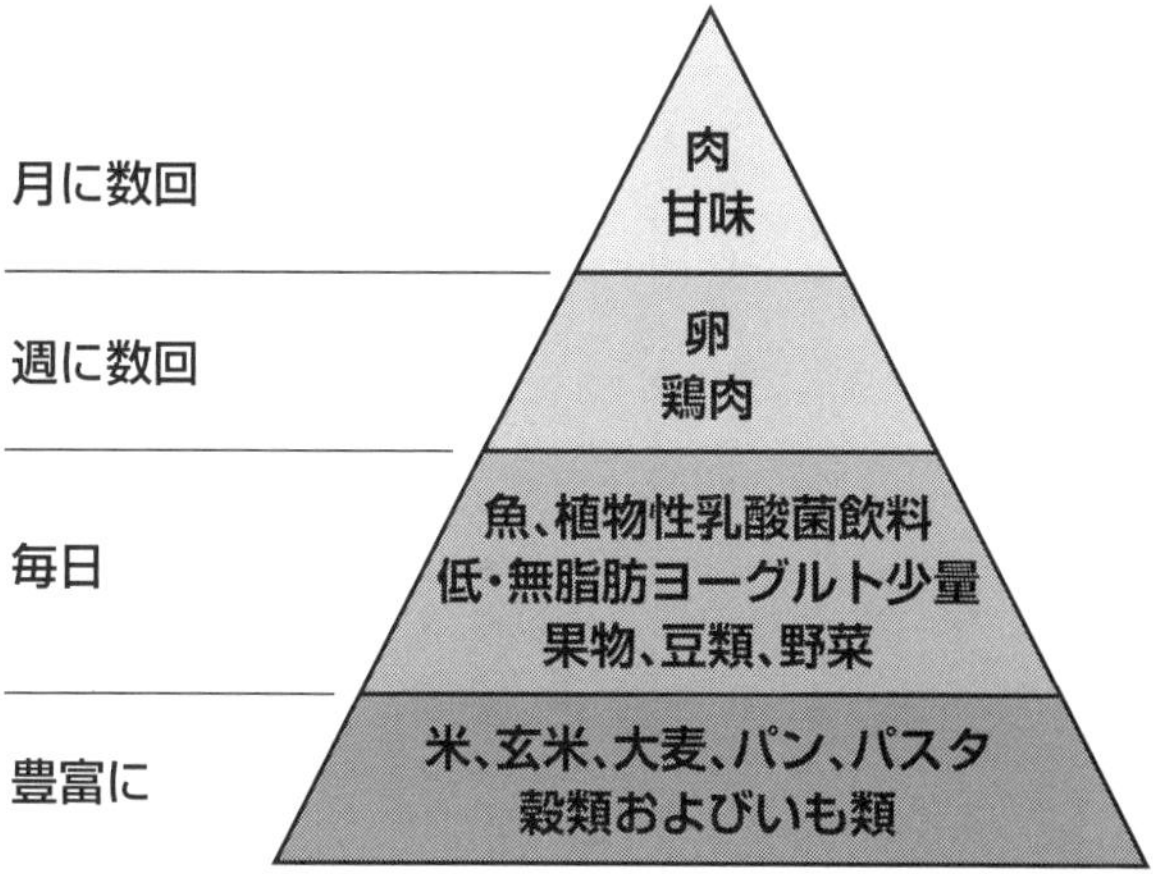

国際オリーブ協会より

②の地中海式ダイエットでは、ハーバード大学公衆衛生大学院のウィレット教授らが提唱した「地中海式食生活のピラミッド」などに基づいたメニューによっています（図表4−1）。

摂取するカロリーは低脂肪ダイエットと同じですが、摂取してもよい脂質は35g以内とされました。あとは、主にオリーブオイルと、ひと握り（20g未満）のナッツ類です。

③の低炭水化物ダイエットは「糖質制限ダイエット」の名称でも知られていますが、第2章で紹介したように、摂取カロリーおよび、たんぱく質、脂質の摂取量には制限がなく、炭水化物だけを減らす方法です（ただし、この試験では、たんぱく質と脂質につい

ては植物性のものを摂取するとしています）。

このダイエット法の考案者であるアメリカの医師・循環器病学者のロバート・アトキンス博士の方法をベースに、炭水化物を1回20gから最大120gの間で調整しています。

ちなみに、茶碗1杯のご飯（白米150g）に含まれる炭水化物量は約56gになります。

以上三つのダイエット法で、体重の変化、血糖値、コレステロール値の変化について追跡し、効果を比較しました。

さて、2年間のプログラムが完了したあとの各グループの平均体重ですが、

1位 低炭水化物ダイエット――5・5kgの減少
2位 地中海式ダイエット――4・6kgの減少
3位 低脂肪ダイエット――3・3kgの減少

という結果になりました。

2年間の平均体重減少量では、低炭水化物ダイエットが一番だったのですが、ダイエットの継続率では、順位がひっくり返り、

1位　低脂肪ダイエット――90％
2位　地中海式ダイエット――85％
3位　低炭水化物ダイエット――78％

という結果でした。
また、ＢＭＩ値（体重〈kg〉÷身長〈m〉の2乗）の改善度は、

1位　地中海式ダイエット（マイナス1・5±2・2）
2位　低炭水化物ダイエット（マイナス1・5±2・1）
3位　低脂肪ダイエット（マイナス1・0±1・4）

と、地中海式ダイエットが最も効果的でした。

このように三つのダイエット法の効果は、それぞれ一長一短があるのですが、地中海式ダイエットにおいて特筆すべきは、健康面に与える影響に関して、血糖値の改善が三つの

ダイエットの中で最もよかったという結果が出ている点です。

それだけではありません。地中海式ダイエットでは悪玉（ＬＤＬ）コレステロール値の大幅な減少と善玉（ＨＤＬ）コレステロール値の上昇が見られました。

具体的には、悪玉が2年間で平均5・6㎎/㎗減少、善玉では6・4㎎/㎗増加し、中性脂肪も21・8㎎/㎗減少していました。

善玉・悪玉コレステロール値の大きな変化は、オリーブオイルや野菜、果実（食物繊維）の効果と考えられます。

実際、食事内容の調査では、最終的に地中海式ダイエットを行ったグループが最も多量の食物繊維を摂取しており、このグループでは一価不飽和脂肪酸（オレイン酸。67ページ図表2－2参照）と飽和脂肪酸の比率も最大である（つまり、オレイン酸に対しての飽和脂肪酸の摂取比率が低い）ことがわかりました。

飽和脂肪酸は動脈硬化の原因になるのですが、一価不飽和脂肪酸はそれを予防してくれるため、地中海式ダイエットは動脈硬化に最もなりにくい食事法でもある、ということです。

以上のような研究結果から、地中海式ダイエット法は、数ある食事ダイエット法の中でも効果・継続率が高く、糖尿病などの生活習慣病の引き金になるメタボリックシンドロームの予防にも有効な食事であることが証明されました。

アメリカ糖尿病学会が認めた地中海式ダイエットの優位性

先の調査結果が、２００８年７月に「ニューイングランド・ジャーナル・オブ・メディシン」誌に公表されたあと、その４年後のデータ、つまりは長期間の経過観察の結果が同誌に公表されました。

４年間の追跡調査（合計６年間にわたる調査）ができた２５９人について解析がなされています。

それによると、平均体重は、

１位　地中海式ダイエット――３・１kgの減少
２位　低炭水化物ダイエット――１・７kgの減少
３位　低脂肪ダイエット――０・６kgの減少

という結果になり、6年間の追跡調査では地中海式ダイエットの減量効果が最も高いという報告がされました。

以上のような結果を踏まえて2013年、アメリカ糖尿病学会による発表として、低炭水化物ダイエットとともに、地中海式ダイエットは、肥満者の減量を図るために短期間では有効であるかもしれない、としています（ただし、総エネルギー摂取量の適正化を優先すべきともしています）。

このように、地中海式ダイエットの有効性がアメリカの糖尿病学会からも認められたわけです。

一方、地中海式ダイエットとともに、減量効果が認められた低炭水化物ダイエットですが、これは腸の健康という観点から見るとおすすめできないことは、これまで述べてきた通りです。低炭水化物ダイエットをすると、食物繊維の摂取量が極端に不足し、便秘など腸の不調を招いてしまうからです。

炭水化物の中でも甘い嗜好品を控えるのはダイエットの点からはよいでしょうが、同じ炭水化物でも、穀類やいも類は体のエネルギー源であると同時に、食物繊維の貴重な摂取源となっています。これを抑制すれば当然、食物繊維の摂取不足を招きます。

また、低炭水化物ダイエットをしている人の多くは、朝食を抜いているか、ごく簡単なもので済ませがちです。これも腸の自然な排便リズムを狂わせ、腸ストレスを助長させる大きな原因になります。

地中海食と和食のいいとこどりをした「地中海式和食」

米などの穀物、野菜、魚介類などをメインとする地中海式食生活は、私たち日本人が昔からとってきた、いわゆる和食の食事内容に似ていることに気づきます。

和食にはない特徴としては、まず腸にいいオリーブオイルをふんだんに使っていることが挙げられます。

言い換えれば、従来の日本人がとってきた和食（家庭食）に、オリーブオイルを加えることで、メタボ対策や腸の健康にも理想的な食事になるということです。

私はこれを「地中海式和食」と呼んでおり、長年、日本人の腸を診てきた立場からも、日本人の健康を守ってくれる理想的な食事と考えています。

地中海式食生活が和食と異なるのは、オリーブオイルの使用以外に、デザートを除く食事には、塩は使うものの砂糖はいっさい使わないことです。

これは地中海式食生活に限らず、イタリア料理、フランス料理とも共通していることです。

ところが和食では、甘塩《しょ》っぱい味のメニューが多いため、塩分や砂糖の摂取量が多くなりがちなのが、欠点といえば欠点です。とくに糖尿病の患者さんにとって、砂糖の摂取過多は気になるところです。

一方、地中海式食生活にはなくて和食にあるよい点は、発酵食品や出汁《だし》の存在です。味噌、醤油、漬物、納豆などの発酵食品が豊富で、植物性乳酸菌（納豆は納豆菌）が多くとれるため、腸内環境を整えてくれます。

さらに、発酵食品の多くは、植物由来のものも多いので、食物繊維やオリゴ糖なども同時に摂取することが可能になります。

和食と地中海式食生活の特徴を踏まえた上で、それぞれの欠点を補い、よいところを組み合わせた食事――。それが地中海式和食なのです。

地中海式和食のモデルケース

具体的には、発酵食品や野菜、魚介類を比較的多くとる和食、つまり一汁三菜の食事を中心にします。

甘塩っぱい味にする場合は、砂糖をオリゴ糖に替えて使用したり、油を使う場面では、エキストラバージン・オリーブオイルを使うようにすればいいのです。

たとえば、納豆にエキストラバージン・オリーブオイルを少量入れてかき回すと、クリーミーになっておいしくいただけます。豆腐にエキストラバージン・オリーブオイルをかけたり、マグロの刺身を使って、エキストラバージン・オリーブオイルでカルパッチョにしてもよく合います。これが私の提唱する地中海式和食です。決して時間のかかる面倒な料理ではありません。

要は、和食（家庭食）の中に、積極的にエキストラバージン・オリーブオイルを取り入れればいいのです。

朝・昼・晩の三食のメニューの一例を挙げておきましょう。

朝食

・大麦入りご飯　1杯
・エキストラバージン・オリーブオイル入り納豆
・具だくさん味噌汁

昼食

・おにぎり（大麦入り、あるいは玄米）　1個
・りんご　1個
・玄米フレークかけ野菜サラダ（エキストラバージン・オリーブオイルとノンオイルのドレッシングをブレンド。あるいは、＊オリーブ酢味噌《すみそ》）

＊オリーブ酢味噌……酢味噌にエキストラバージン・オリーブオイルをブレンドしたもの

夕食

・大麦入りご飯　1杯

・しらたきと野菜の炒めもの
・魚または肉のオリーブオイルソテー
・具だくさん味噌汁
・漬物

ちなみに、11人の実験で、間食としてバナナ２本とお茶２００㎖をとったところ、ほとんどの人の夕食量が減少し、体重も減ったという報告もあります。

「ファイバー・G・インデックス値」で理想のメニュー作りを

地中海式和食のベーシックなメニューを紹介しましたが、糖尿病の予防と改善の観点からは、摂取エネルギー量を減少させることを日々のメニュー作りで心がけることが重要となります。

それには、まず利用可能炭水化物（食品中の水分、灰分《かいぶん》、たんぱく質、脂質以外の成分の量として計算します）の量を少なくすること、そして、これに加えて腸の健康を考えて食物繊維量が多い食材をとる必要があります。

そこで私が考案したのが「ファイバー・G・インデックス（FGI）値」です。

Gは糖質を意味する英語「glucide《グルサイド》」の頭文字で、食材の利用可能炭水化物（単糖相当量）を食物繊維総量で割った値です。

この計算式によれば、FGI値が大きければ大きいほど、利用可能炭水化物（おおよそ糖質）の量が多く、食物繊維の量が少ない。つまりは、血糖値が上昇しやすく、腸ストレスを引き起こしやすい食材ということになります。

一方、この値が小さければ小さいほど、利用可能炭水化物の量が少なく、食物繊維の量が多い。つまり、血糖値が上昇しにくく、腸ストレスを引き起こしにくい食品ということになるのです。

具体的な数値の目安ですが、FGI値が19以下であれば合格、つまり青信号の食品といえます。これが20を超えると黄色信号（20～50）が点滅し、さらに51を超えると腸にも糖尿病にも赤信号の食品と考えてよいでしょう。

たとえば、実際に販売している、あるコンビニの「A」というパンについて考えてみます。

最近では、パッケージに栄養成分表示（1包装あたり）が示されているので、これを見てみると、「熱量482㎉、たんぱく質5・4g、脂質27・7g、炭水化物53・3g、糖質52・0g、食物繊維1・3g」となっていました。

そこで、「A」のFGI値をスマホで計算すると、糖質52・0g÷食物繊維1・3g＝40となります。先の指標では黄色信号の食品ということになります。

同様に「B」（糖質47・2g、食物繊維2・08g）、「C」（糖質32・5g、食物繊維1・9g）というパンのFGI値を計算すると、それぞれ、糖質47・2g÷食物繊維2・08g＝22・7、糖質32・5g÷食物繊維1・9g＝17・1となります。FGI値的には、「B」は黄色信号、「C」は青信号の食品といえます。

FGI値で比較すれば、この3種類のパンで、血糖値が上がりづらく、しかも腸ストレスを引き起こしにくいのは、FGI値の少ないものから、C（17・1）→B（22・7）→A（40）の順ということになります。

あるいは、同じくコンビニで売っているスーパー大麦入りのおにぎりでも比較できます。

①スーパー大麦　梅ゆかり
・熱量　173kcal
・たんぱく質　3.5g
・脂質　1.3g
・炭水化物　37.6g
・糖質　35.6g
・食物繊維　2.0g
・食塩相当量　1.8g
↓FGI＝35.6÷2.0＝17.8

②スーパー大麦　紅鮭わかめ
・熱量　190kcal
・たんぱく質　4.4g
・脂質　1.5g

・炭水化物　40・５g
・糖質　39・１g
・食物繊維　１・４g
・食塩相当量　１・２g
↓ＦＧＩ＝39・１÷１・４＝27・９

同じスーパー大麦入りのおにぎりでも、①と②ではＦＧＩ値が異なります。ＦＧＩの視点から見ると、「梅ゆかり」のおにぎりのほうがよいと判断できます。

このように、買ってきた食品のＦＧＩ値を自分で計算し、比較するのも一つの健康法と考えられます。

主な食品のＦＧＩ値の一覧表をこの章の最後（１６５～１６７ページ）に掲載しておきますので、毎日の献立作りの参考にしてください。

日本の伝統食を見直す

地中海式和食のベースとなる日本の伝統食には、漬物、味噌、醤油、日本酒など植物性乳酸菌や麹菌が豊富に含まれる発酵食品が数多くあります。

日本は植物性の食材に恵まれており、それらを保存するのに、干したり、塩蔵したりしてきました。貯蔵のために発酵や醸造という方法が発達して、これが漬物などになっていったのです。

昔の日本人は、植物性乳酸菌や麹菌を食べる機会が多く、また、麦ご飯などから食物繊維を豊富にとっていたので、現代人よりも腸内環境がよかったと考えられています。

実際に大腸がんや潰瘍性大腸炎などの腸の疾患にかかる割合は、現在よりはるかに低いものでした。

つまり、植物性乳酸菌や麹菌は、現代人の腸内環境を改善し、さらには糖尿病予防のためにも、とても重要なものの一つと考えていいでしょう。

また、私たち日本人が「うまい」と感じる、その「うま味」とは、鰹節や昆布、干しシイタケなどでとられた出汁によるものです。

この出汁のうま味を作っている成分の一つが、グルタミン酸という成分です。グルタミン酸は、うま味調味料の主成分としても知られていますが、うま味を作るだけでなく、生体内で多くの作用をもたらすことがわかってきました。

神戸大学の清野《せいの》進《すすむ》教授らは、グルタミン酸が、すい臓のβ細胞において、インスリン分泌を増強する効果を引き起こす「必須なシグナル」であることを明らかにしています。

また、味の素株式会社ライフサイエンス研究所の研究では、胃の中にグルタミン酸があると、副交感神経の活動が促進されることを指摘しています。副交感神経は血糖値を下げる作用があります。

消化管（小腸粘膜）はその活動エネルギー源の一つとして、グルタミン酸を大量に消費しています。つまり、グルタミン酸が少ない食材ばかり食べていると、エネルギー不足で、腸の運動が停滞してしまいかねないのです。

うま味成分が多いもの、つまり日本人が従来食べていた出汁の利いた食事を多くとることは、腸の健康増進には不可欠だといえます。

グルタミン酸は、昆布出汁に多く含まれるほか、大豆製の食品（納豆、豆腐、味噌、醤油など）や地中海式食生活の基本食材であるトマトにも豊富に含まれています。

魚介類から質のよい脂質をとる

アジ、イワシ、サバなどの青魚の脂に多く含まれる多価不飽和脂肪酸のＤＨＡ（ドコサヘキサエン酸）やＥＰＡ（エイコサペンタエン酸）には、循環器疾患を予防する効果があることは以前からよく知られていました。

それだけでなく、糖代謝の面でも、ＤＨＡやＥＰＡの投与によって、インスリン分泌やインスリン抵抗性が改善することも明らかになっており、青魚を食べることで糖尿病のリスクが軽減されると考えられているのです。

国立がん研究センターの予防研究グループが、魚介類摂取と糖尿病発症との関連について興味深い報告をしています。

男性５７２人、女性３９９人を対象に、魚介類の摂取量によって四つのグループに分類し、その後５年間の糖尿病発症との関連を調べました。

男性の場合、魚介類、とくに小・中型魚および脂の多い魚の摂取により、糖尿病発症のリスクが低下するという結果が得られました。

その理由として、小・中型魚（アジ、イワシなど）に多く含まれるＤＨＡやＥＰＡが、インスリン感受性やインスリン分泌にプラスに作用したことが考えられているのです。

女性では顕著な差が見られませんでしたが、それは女性の場合、体脂肪が多いことの影響が指摘されています。

大腸がん予防や免疫力向上にも有効

ＤＨＡやＥＰＡに大腸がんを予防する効果があることもわかっています。

グリーンランドに住む先住民イヌイットの健康調査をしたところ、大腸がんなど欧米型の疾患が少ないことが判明しました。

極寒の地グリーンランドでは農業は難しいため、イヌイットたちは野菜をほとんどとらず、アザラシや魚類などの肉類中心の食生活でした。

そこで注目されたのが、アザラシや魚の脂に含まれるＤＨＡやＥＰＡです。動物実験でも、ＤＨＡやＥＰＡには、大腸がんの増殖を抑える効果があることが報告されています。ＤＨＡやＥＰＡが細胞膜に働きかけ、がんの増殖を促す因子の反応を抑えるからだと考えられています。

さらに、ＤＨＡやＥＰＡには、腸に集まった免疫の働きをアップさせる作用があることもわかっています。

ＤＨＡとＥＰＡのそれぞれの働きと、多く含まれる魚をまとめておきましょう。

ＤＨＡ

・血管や赤血球の細胞膜をやわらかくし、血流を促す／コレステロール値の上昇を抑える／中性脂肪を減らす
・脳の働きを活性化する栄養素を増やす
・網膜細胞をやわらかくする
→多く含まれる魚：マグロ（トロ）、サケ、ブリ、サンマ、ハマチ、イワシ、サバ、カツオ、マダイ、アジ、スルメイカ、ウナギ

EPA

・血小板が寄り集まって固まるのを防ぐ
・中性脂肪を減らす／悪玉コレステロールを減らし、善玉コレステロールを増やす
・炎症やアレルギーの原因となる物質を減少させる
・炎症を抑える
・精神を安定させる
↓多く含まれる魚：マグロ（トロ）、サケ、イワシ、サバ、ハマチ、ブリ、サンマ、マダイ、カツオ、アジ、ウナギ

魚の摂取量が減っている昨今ですが、糖尿病や大腸がんを予防するためにも、肉をよく食べている人は、魚のおかずを増やすなどの工夫をしたいものです。たとえば、今日がブタの生姜《しょうが》焼きなら明日はサバの味噌煮というふうに、夕食に魚、肉を交互にとるようにするといいでしょう。

ＤＨＡもＥＰＡも、加熱すると成分が流出してしまうので、刺し身がおすすめです。加熱するなら、魚から出た脂も一緒に食べられる蒸し焼きやホイル焼きがいいでしょう。

症例1 食事療法（地中海式和食）と運動療法で血糖値も便秘も良好に（60歳男性）

空腹時血糖値：137㎎/dℓ → 97㎎/dℓ
HbA1c値：6・4％ → 6・0％

この男性は、もともと慢性便秘症で私のクリニックに通院していましたが、健康診断で空腹時血糖値が137㎎/dℓ、HbA1c値が6・4％と高値だったので、私と森先生の恩師である前慈恵医科大学附属第三病院 糖尿・内分泌・代謝内科教授の横山淳一先生が開業されているオリーヴァ内科クリニックへ紹介しました。

横山先生の診断では、食事療法と運動療法で治療可というご判断でした。

食事は、横山先生のご指導のもと、エキストラバージン・オリーブオイルや穀物、野菜、果実、魚等を主体とする「地中海式食生活」をとるようにしてもらいました。

運動は、毎日のウォーキングを30～40分と週一回の趣味のゴルフを続けてもらいました。通院は３カ月に一度でした。

ある一日の食事内容を紹介します。

〈朝食〉玄米の卵かけご飯　野菜サラダ　少量の漬物　味噌汁　みかん１個
〈昼食〉ナスとトマトのパスタ　コンソメスープ
〈夕食〉麦ご飯　野菜サラダ　マグロのグリル　ほうれん草のおひたし　味噌汁

玄米の卵かけご飯は、半熟の目玉焼きを玄米ご飯にのせ、その上にエキストラバージン・オリーブオイルとともに醤油も少量をかけたもので、横山先生オリジナルのメニューです。

野菜サラダには、エキストラバージン・オリーブオイルとレモンをかけていただきます。

そんな食事と定期的な運動を続けたことが功を奏して、２回目の受診時には空腹時血糖値１１２㎎/㎗、ＨｂＡ１ｃ値６・４％、３回目の受診時は空腹時血糖値１１０㎎/㎗、ＨｂＡ１ｃ

値6・1％、4回目受診時は空腹時血糖値118mg/dl、HbA1c値6・0％と良好な経過となりました。

また、和食にエキストラバージン・オリーブオイルを加味した「地中海式和食」も取り入れたことで便秘の症状にも改善が見られ、服用していた酸化マグネシウム製剤を減量することもできました。

(図表 4-2) ファイバー・G・インデックス (FGI) 値とGI 値

ファイバー・G・インデックス（ＦＧＩ）値とは利用可能炭水化物量（単糖当量）を食物繊維総量で割った値です。この値が大きければ大きいほど、利用可能炭水化物（おおよそ糖質）の量が多く、食物繊維の量が少ない、つまり、腸ストレスを引き起こしやすく、血糖値が上昇しやすい食材といえます。逆に、この値が小さければ小さいほど、利用可能炭水化物の量が少なく、食物繊維量の値が大きい。つまり、血糖値が上昇しにくく、腸ストレスを引き起こしにくい食材ということになります。

＊ FGI 値＝ 19 以下：青信号、20 ～ 50：黄色信号、51 以上：赤信号
＊ GI 値＝ 59 以下：青信号、60 ～ 70：黄色信号、71 以上：赤信号

（カロリー数、グラム数は100gあたり）

	エネルギー量 (kcal)	利用可能炭水化物（g）	FGI値	総食物繊維（g）	水溶性食物繊維（g）	GI値
（穀類）						
食パン	260	48.5	21.1	2.3	0.4	91
うどん（ゆで）	105	21.4	26.8	0.8	0.2	80
そうめん（ゆで）	127	25.6	28.4	0.9	0.3	68
スパゲティ（ゆで）	167	31.3	10.4	3.0	1.4	65
玄米（ご飯）	165	35.6	25.4	1.4	0.2	56
ビーフン	377	79.9	88.8	0.9	0	87
もち	234	50.0	100	0.5	0	85
そば（ゆで）	132	27.0	27.0	2.0	0.5	54
（いも類）						
さつまいも蒸し	134	32.6	14.2	2.3	0.6	55
じゃがいも（水煮）	74	16.0	5.2	3.1	1.4	90
（豆類）						
えんどう豆（ゆで）	148	18.3	2.37	7.7	0.5	29

	エネルギー量(kcal)	利用可能炭水化物(g)	FGI値	総食物繊維(g)	水溶性食物繊維(g)	GI値
大豆(ゆで)	176	1.6	0.19	8.5	2.2	15
アーモンド(炒り)	608	5.9	0.54	11.0	1.1	30
らっかせい(炒り)	588	10.8	0.95	11.4	1.5	20
(野菜類)						
アスパラガス(ゆで)	24	2.3	1.09	2.1	0.5	25
えだまめ(ゆで)	134	4.6	1.0	4.6	0.5	30
グリンピース(ゆで)	110	15.2	1.77	8.6	0.9	45
おくら(ゆで)	33	2.1	0.58	3.6	1.6	28
かぼちゃ(ゆで)	60	9.9	2.75	3.6	1.8	65
キャベツ	23	3.5	1.94	1.8	0.4	26
きゅうり	14	2.8	2.55	1.1	0.2	23
クレソン	45	0.5	0.2	2.5	0.2	23
ごぼう(ゆで)	58	0.9	0.15	6.1	2.7	45
こまつな(ゆで)	15	0.3	0.13	2.4	0.6	23
しゅんぎく(ゆで)	27	0.4	0.11	3.7	1.1	25
セロリ	15	1.4	0.93	1.5	0.3	24
だいこん(ゆで)	18	2.5	1.47	1.7	0.9	26
たけのこ(ゆで)	30	1.4	0.42	3.3	0.4	26
たまねぎ(生)	37	7.0	4.38	1.6	0.6	30
チンゲンサイ(ゆで)	12	0.5	0.33	1.5	0.3	23
トマト(生)	19	3.1	3.1	1.0	0.3	30
なす(ゆで)	19	2.3	1.10	2.1	0.7	25
ブロッコリー(ゆで)	27	1.2	0.32	3.7	0.8	25
ほうれん草(ゆで)	25	0.4	0.11	3.6	0.6	15
大豆もやし(ゆで)	34	0.5	0.23	2.2	0.3	22
レタス	12	1.7	1.31	1.3	0.1	23

	エネルギー量 (kcal)	利用可能炭水化物 (g)	FGI値	総食物繊維 (g)	水溶性食物繊維 (g)	GI値
サラダ菜	14	0.7	0.39	1.8	0.2	22
れんこん（ゆで）	66	13.9	6.04	2.3	0.2	38
（果物類）						
アボカド	187	0.8	0.15	5.3	1.7	27
いちご	34	6.1	4.36	1.4	0.5	40
柿	60	13.3	8.31	1.6	0.2	37
オレンジ（バレンシア）	39	7.1	8.88	0.8	0.3	40
グレープフルーツ	38	7.5	12.5	0.6	0.2	25
レモン	54	2.6	0.53	4.9	2.0	34
キウイ	53	9.8	3.92	2.5	0.7	58
スイカ	37	7.6	25.3	0.3	0.1	72
プルーン（生）	49	10.8	5.68	1.9	0.9	29
梨	63	8.3	9.22	0.9	0.2	32
パイナップル（生）	53	12.6	10.5	1.2	0.2	66
バナナ	86	19.4	17.6	1.1	0.1	47
ブドウ	59	14.4	38.8	0.5	0.2	43
メロン	42	9.6	19.2	0.5	0.2	41
桃	40	8.4	6.46	1.3	0.6	28
りんご	57	12.4	8.86	1.4	0.4	40
（きのこ類）						
えのきたけ（ゆで）	27	1.0	0.22	4.5	0.3	29
きくらげ（ゆで）	13	0.2	0.04	5.2	0	26
生しいたけ	19	0.6	0.14	4.2	0.4	28
ぶなしめじ（ゆで）	17	1.3	0.31	4.2	1.3	27
マッシュルーム（ゆで）	16	0.2	0.06	3.3	0.1	24
まつたけ（生）	23	1.6	0.34	4.7	0.3	29

第5章

今日からできる、血糖値が気になる人に特効！の生活習慣

森　豊

ちょっとした運動だけで血糖値は低下する

コロナ禍で自粛生活が続き、在宅勤務も増えています。そうなると懸念されるのが運動不足。その結果、体重がアップし、「コロナ太り」という言葉も定着しました。

肥満と糖尿病が密接に関係していることは、この本でも繰り返し述べてきました。運動によって減量し、メタボリックシンドロームを解消することが、糖尿病ばかりでなく生活習慣病全般の発症リスクを抑えてくれます。

とくに、血糖値が気になる人たちにとって、運動は長いスパンでとらえた減量効果だけでなく、ただちに効果を得られる「即効薬」でもあるのです。

これは、運動による「急性効果」と呼ばれるものです。運動することで筋肉のエネルギー源であるブドウ糖を消費して血糖値を素早く低下させる働きです。インスリンの分泌量が少なかったり、効きが悪かったりした場合、筋肉に糖を十分に取り込むことができず、血糖値が高い状態になります。これが、運動によってブドウ糖の吸収が促進されるのです。とくに食後高血糖を抑えるには効果的です。

(図表5-1) 食後ウオーキングの食後血糖値、インスリン値に及ぼす効果

対象: 医学的に減量を必要として入院した肥満症例 9例、年齢:47.7±16.9歳、BMI:34.6±9.9、M/F:4 / 5、正常型/境界型/糖尿病型:3 / 5 / 1

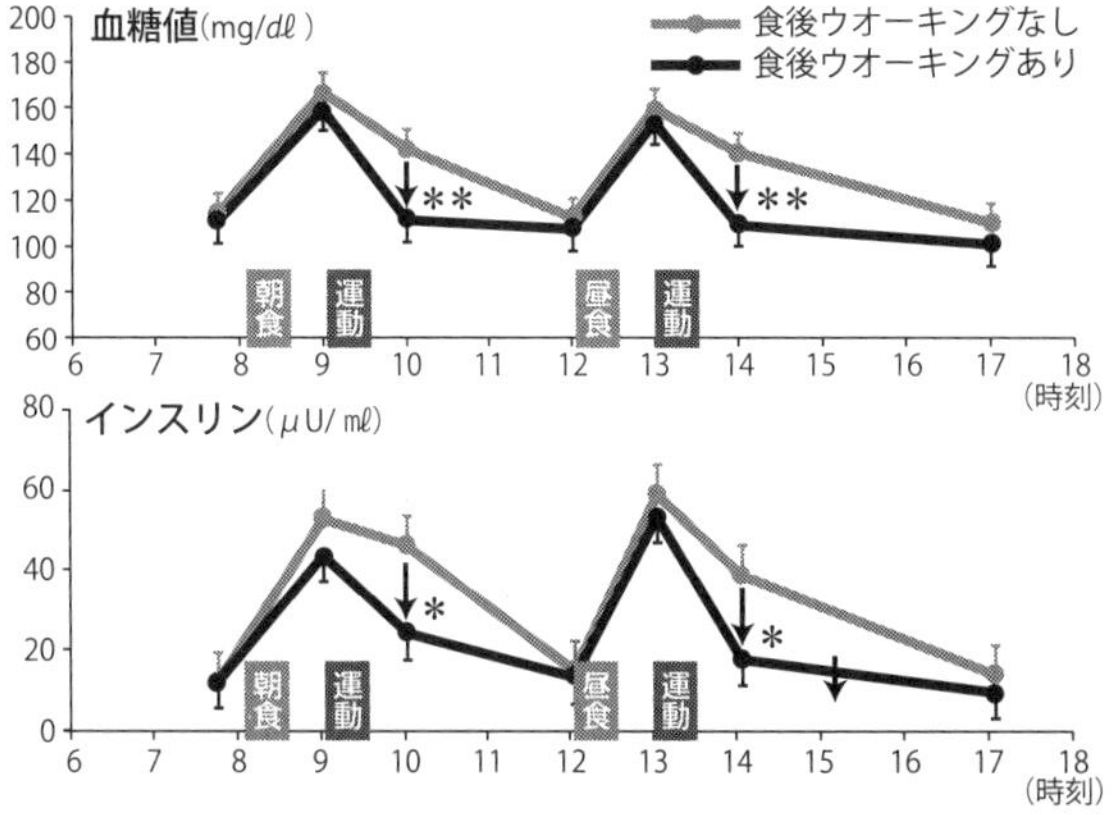

* p<0.05, ** p<0.01, vs ウオーキングなし

食後のウオーキングは、食後血糖の上昇を抑え、食後のインスリン過剰分泌を抑える。

森　豊. 臨床栄養109(7): 834, 2006

図表5－1は、私がかつて勤務していた国立病院機構宇都宮病院で行った実験です。

肥満症の人を対象に朝食時と昼食時に食後1～2時間の間にウオーキングをした日としない日を設け、食後の血糖値とインスリン値を比較したところ、食後のウオーキングは血糖値、インスリン値ともに有意に低下しました。

食後の運動は血糖上昇を抑えるとともに、食後インスリンの過剰分泌を抑制する効果が明らかです。

また、長期的に運動を継続することで筋力がついて基礎代謝が高まる

とインスリン抵抗性が改善されることは、さまざまなデータで証明されています。

即効性があるだけでなく、長期的に見ても運動の有効性が認められているわけで、ゆえに食事療法・薬物療法と並んで運動療法は「糖尿病三大療法」の一つにカウントされているのです。

そのほかにも、エネルギー摂取量と消費量のバランスが解消されることによる減量効果、高血圧や脂質代謝異常の改善、筋萎縮や骨粗鬆症《こつそしょうしょう》の予防、さらにはストレス解消など、運動の効果は心身全体にいい影響を与えます。

運動が苦手な人はどうしたらいいか

そうはいっても、普段あまり運動の習慣がなかったり、運動が得意でなかったりすると、「運動が体にいいことはわかっているけれど……」「キツイ運動はちょっと……」と尻込みしてしまう人もいるでしょう。

でも、心配いりません。運動というと、汗が流れ出すような激しいスポーツをイメージするかもしれませんが、血糖をコントロールするための運動はウオーキングやストレッチなど、「体を動かす」程度で十分です。逆に激しい運動は一時的に血圧や血糖値を急変動させて危険な場合もあるので、注意が必要です。

なかには忙しいビジネスパーソンであれば、そもそも運動する時間がない……という人もいるかもしれません。しかし、以前はウオーキングやジョギングなどは30分以上続けないと効果がないといわれてきましたが、最新の研究では10分だけでも脂肪が燃焼される効果があることがわかってきました。

また、一日のうちに20分を3回、10分を6回に分けても、1時間続けたときと変わらない効果を得ることができるのです。

逆に1時間も歩いたり、走ったりすれば、疲労が増し、逆効果になってしまうこともあります。すきま時間にちょこっとできる運動を習慣づけることが大切です。

ただし、糖尿病の代謝コントロールが極端に悪い場合（空腹時血糖値２５０㎎/dℓ以上、または尿ケトン体中等度以上陽性）、増殖網膜症による新鮮な眼底出血がある場合などは、運動は制限したほうがよいでしょう。

いずれにしろ、すでに糖尿病の治療を受けている人は事前に担当医と相談し、メディカルチェックを受けてから始めましょう。

血糖値を抑えるウオーキングには〝効く時間帯〟がある

運動の中でも手っ取り早く始めるのにハードルが低いのはウオーキングでしょう。始めるにあたっては、まず同じ歩くにしても、時間帯によって効果に大きな差が出ることを理解しておきましょう。

前述したように運動には血糖の上昇を抑制する急性効果があります。したがって、最も効果的なタイミングは食後です。食事によって上昇した血糖を下げてくれるからです。

ウオーキングすることによって食後血糖値は、何もしないときと比べて30〜50㎎/㎗下がっています（171ページ図表5－1参照）。インスリン分泌予備能が欧米人に比べて低い日本人にとって、インスリン分泌を節約できることは、長期的に見ても有効です。

会社勤めで通勤に電車を使っていれば、朝食後に少し早めに家を出て、最寄り駅より一つ先の駅まで歩く、あるいは、ランチは勤め先の近くの店ではなく、10〜15分歩く店で食べるだけでも違ってきます。

ただ、食事直後は消化管への負担が大きくなるので、消化管に持病がある人、その日の体調がすぐれない場合などはおすすめできません。理想的には、実験結果が出ている食べ始めを0とした際の食後1～2時間後です。

逆に、血糖コントロールの面で避けたいのが、食事をとる前の運動です。空腹状態で運動すると、インスリン治療中や一部の経口血糖降下薬内服中の糖尿病患者さんでは、低血糖発作を誘発するばかりでなく、発作に至らないまでも、血糖低下による強い空腹感に襲われ、食事の摂取量が増える弊害もあります。

こうした習慣を続けていると、やがて体重が増加し、血糖コントロールが悪化して逆効果になりかねません。

とくにインスリン治療中の人は運動性の低血糖に陥りやすく、運動中、または直後、さらに数時間後にも発作が起こるケースがあります。

また、朝起きたての体は、健康な人でも就寝時の発汗により水分量が低下し、血液もドロドロになっています。その状態で運動すると、心筋梗塞や脳卒中を起こすリスクが高まってしまいます。水を飲んでもすぐには体に吸収されないので、起きて1時間以内のウオーキングは避けるべきでしょう。

理想的には夕食後も歩いたほうがよいのですが、現代人のライフスタイルでは難しい人が多いと思います。あとの項でも触れますが、食後は椅子に座り続けたり、横にならず、体を動かしたりするだけでも血糖値を下げる効果が期待できます。

ウオーキングは「一日1万歩」を目標に、とよく耳にしますが、日頃運動していない人にとっては高いハードルでしょう。まずは「一日3000歩」でもかまいませんので、歩く習慣を身につけましょう。

血糖コントロールの観点からすれば、漠然と「一日1万歩」歩くより、食後ごとに歩いた「一日3000歩」のほうが効果は期待できます。

続けるコツは、日常生活の中に組み込むこと

ウオーキングやジョギング、サイクリングなどは、体を動かしながら酸素を体内に取り込み、その酸素を使ってエネルギーを消費する運動で、有酸素運動と呼ばれています。

有酸素運動は前述した通り、急性効果で血糖の上昇を抑え、また長期的に継続することでインスリンの働きを改善する効果があります。

一方、運動には自重などを利用して筋肉に負荷をかけるレジスタンス運動（筋力トレー

ニング）があります。腕立て伏せや腹筋運動、スクワット、あるいはダンベルやチューブなどを使った運動も含まれます。レジスタンス運動も、糖尿病に関しては、急性効果のほかに、筋力がつくことで体力がつき、また基礎代謝も高くなるので、脂肪を燃焼しやすい体となり、減量につながります。

糖尿病ばかりではありませんが、さまざまな生活習慣病の予防と改善にはこの二つのタイプの運動をうまく組み合わせていくことで、より効果を発揮します。

筋力は加齢とともに衰えていきますが、それでもトレーニングをすれば年齢に関係なく増強できます。ボディビル大会などで60歳、70歳を超えた人でも、キレキレの肉体美を披露している人はたくさんいます。やればやるほど目に見えて効果がわかるのが筋力トレーニングです。「筋肉はウソをつかない」のです。

筋トレというと、腕立て伏せやダンベルで上半身の筋肉を鍛えたり、お腹を引き締める目的で腹筋運動をしたりすることが多いでしょう。それらの筋トレも意味がないわけではないのですが、脂肪を燃焼させ、基礎代謝を上げて血糖コントロールをよくする上では、大きな筋肉を鍛えたほうが効率的です。

大きな筋肉とは、太ももやお尻などの筋肉です。そのためには、スクワットや階段の上り下りなど、下半身の筋肉を鍛えるほうが、より効果が表れやすいといえます。

ただし、日頃運動していない人がいきなり筋トレを行うのは危険です。

とくに糖尿病患者の場合はなおさらです。有酸素運動同様、事前に主治医に相談し、メディカルチェックを受けてから始めましょう。

運動を続けるコツは、無理なくマイペースです。日常生活の中に運動を組み込むことからスタートするのもいいでしょう。

たとえば、会社勤めの人なら、

●通勤時
電車では1駅分、バスでは1停留所分を歩く
駅ではエレベーターやエスカレーターではなく階段を使う

●仕事中
3階分くらいは、エレベーターではなく階段を使う
コピー取りなど、なるべく人に頼まずに自分で動く

机に座っているときは、時々足を床から数センチ浮かせ、5秒程度キープする
昼休み・昼食後に散歩する
仕事の合間に簡単な体操やストレッチをする

家にいる時間が多い主婦の場合は、

●家事
床や窓などは雑巾《ぞうきん》を使って掃除する
掃除機をかけるときは、軽く腰を落として、太ももに適度な負荷をかける
洗濯物干しは、腰をひねる動作を入れながら行う
料理や食器洗いをするときは、時々爪先立ちをして5秒程度キープする

●買い物
買い物は歩いて行ける距離なら歩いて行く
いつもよりも少し遠いお店へ自転車や徒歩で行く

●テレビを見ているとき

テレビを見ながら、筋トレやストレッチをする

まずは手軽にできるところから始め、体を動かす習慣をつけることが大切です。

激しい運動は×。軽い運動こそが効果的な理由

運動はハードにやればやるほど効果的、と思われがちですが、負荷が軽い運動でもさまざまな効果が得られることが最近の研究で判明しています。

糖尿病においても、筋肉を刺激するだけで驚くべき効果があることがわかっています。血中のブドウ糖を細胞内に取り込む重要な役割を果たしている「GLUT4《グルットフォー》」と呼ばれるたんぱく質があります。

通常は血糖濃度が上がると、インスリンは細胞内のインスリン受容体と結合、糖を細胞内に取り込む指令を出しますが、この指令に反応するのがGLUT4で、細胞内の小胞か

ら細胞膜まで出てきて糖を取り込み、血糖をコントロールしています。

しかし、最近の研究で、指令がなくても筋肉に収縮があるとＧＬＵＴ４が活性化し、糖を取り込むことがわかったのです。逆に筋肉を動かさないと睡眠状態のようになり、働きが悪化してしまいます。

つまり、ＧＬＵＴ４を活性化させれば、糖を消費できるのです。

そのためには、より大きな筋肉、あるいは普段あまり使わない筋肉を刺激することが効果的であることもわかっています。それには、前の項目で紹介したように下半身の筋肉や背筋《はいきん》、体幹《たいかん》などを意識的に動かすようにしましょう。

しかも、一度刺激を与えると２日ほどは効果が持続するので、毎日行わなくてもかまいません。筋肉を刺激することが目的ですから、大きな負荷をかける必要もありません。

キツい筋トレなどにトライしても途中でつらくなって諦めてしまった経験がある人も多いと思いますが、これなら継続できるのではないでしょうか。

具体的な運動として、椅子に座ったまま上体をひねったり、横に倒したりする（どちらも左右各５～10回）。足を床と平行になるまで上げるのも効果があります。

また、寝ながらでは、仰向けでお尻を浮かす、足を上げ下げする腹筋運動、足を浮かせて自転車こぎ（いずれも5～10回）などがおすすめです。

要は筋肉を動かす意識を持つことが大切です。これならテレビを見ながら、新聞や本を読みながら、あるいは起床・就寝前でも、外出先の電車やバスを待つ間、オフィスなどでもできます。

とくに食後に行えば、食後高血糖を抑えることができるので、より効果的です。

筋肉は使わないと加齢とともに衰えるばかりです。筋肉を使うことで、しゃんとした姿勢を保てたり、転倒防止、腰痛やひざ痛の予防など、生活の質を保ち、向上させたりすることにつながります。

筋力が保持されれば、ジョギングや長時間のウオーキング、各種スポーツなど、よりアクティブに動けるようになり、それがまた筋力増強につながる……という好循環を生みます。

日本人の糖尿病患者は、欧米人と比べると、さほど肥満していなくてもかかってしまう人が多いことが特徴です。そのため、欧米人のような減量による改善にはどうしても限界があります。

その点、軽い運動でＧＬＵＴ４を活性化し、血糖値を抑え込むこの方法は、やせ型でいま以上の減量が難しい人にはとくに適しています。

“座りっぱなし”をやめるだけで、血糖コントロールが大きく改善

前項で、軽くても効果抜群の運動を紹介しましたが、より軽い、運動というより日常のある動作だけで血糖値をコントロールできることが、近年わかってきました。

それは座りっぱなしを解消すること、「座位の中断」です。

会社や自宅でデスクワーク、仕事を離れても家で座ってテレビを眺めていたり、スマホを操作していたり……。現代人は一日の60％を座って過ごし、とくに日本人が座っている時間は世界でもトップクラスだそうです。

しかし、座るという行為は筋肉の代謝や血流を遮断する姿勢です。人間の体で一番大きい大腿四頭筋群《だいたいしとうきんぐん》（太ももの前側）などの下半身の筋肉は、座っている状態だとほとんど稼働せず、筋肉への刺激がゼロに近くなります。その結果、糖を吸収するインスリンの効き目が悪化し、血糖値の上昇を招くのです。一日に9時間以上座っている成人は、7時間以内の人に比べて、糖尿病のリスクが2・5倍高いというデータもあります。

糖尿病だけでなく、近年の研究ではがんや認知症、メンタルヘルスへの影響も指摘されています。

もっとも、その対策はカンタンです。座りっぱなしを中断すればよいのです。

海外で行われた実験ですが、過体重の2型糖尿病患者24名を対象に朝食後、昼食後の30分ごとに3分間歩行、または3分間のレジスタンス運動（筋力トレーニング）をしてもらい食後の血糖変動を比較したものです。

その結果、朝食後、昼食後の血糖上昇だけでなく、夜間まで血糖変動を改善させることがわかりました（図表5－2）。

前述したように、食後にウオーキングを取り入れることで、食後血糖値を抑えることができますが、毎食後に決まってウオーキングできる人は少数派でしょう。3分間の歩行、軽い筋トレなら室内で可能ですし、手軽にできます。ウオーキングの代用を十分に果たす効果が期待できます。

この実験では30分間隔で実施しましたが、座りっぱなしが30分以上続くと、代謝が悪化するといわれています。少なくとも30分に一度は席を立ち、体を動かすことが推奨されています。

(図表 5-2) 長時間の座位を中断する効果は、夜間まで持続する

24名の平均（±SEM）血糖日内変動

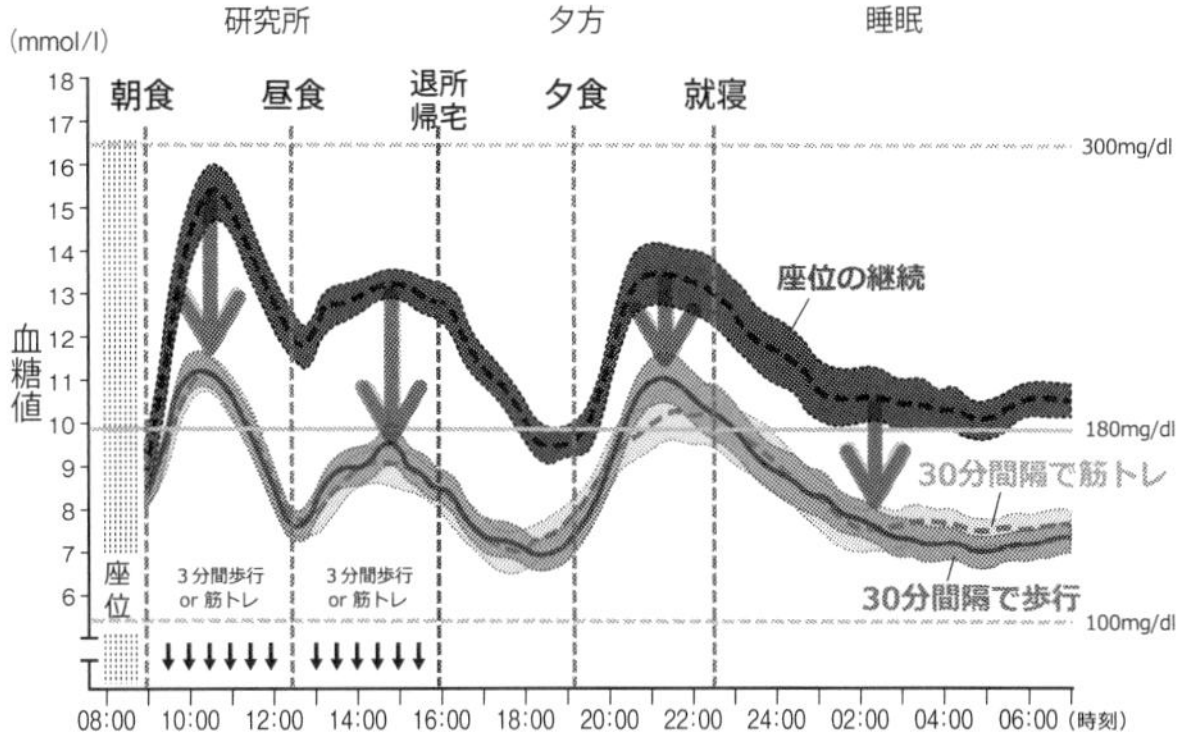

Dempsey PC, et al. Diabetologia 60: 499-507, 2017

コロナ禍で巣ごもり状態が続く中、コロナ以前の日常にも増して、座りっぱなしになりがちですが、意識して30分に一度は席を離れて体を動かしましょう。

立ち上がるだけでも効果はありますし、少し歩き回ったり、あるいは屈伸やスクワットなどを行ったりすれば、座りっぱなしシンドロームを回避できるだけでなく、血糖値をコントロールすることにもつながります。

とくに、屋外での運動がしにくい冬場の夕食後には、座位の中断がおすすめです。

血糖値を上げるストレスにはこうして対処する

現代人にとって切っても切れない健康リスクの一つがストレス。うつ病や神経症、自律神経失調症などから頭痛や脳卒中、高血圧、心臓病、胃・十二指腸潰瘍など、さまざまな疾患に影響を与えているといわれています。

糖尿病もその一つです。

ドイツの研究では、職場で過大な仕事を要求されて強いプレッシャーを感じている人では、そうでない人に比べて2型糖尿病を発症するリスクが45%も上昇することが報告されています。

カナダの研究でも、ストレスが強い女性はそうでない女性と比べると、糖尿病の発症リスクが2倍高かったと結論づけています。この研究はカナダの労働・医療研究所が女性を対象に行ったもので、糖尿病を発症していない35~60歳の女性7443人を対象に、平均9年間追跡調査して導いたものです。

その原因として考えられているのがホルモンです。

ストレスを感じると交感神経が活発になりグルカゴンやアドレナリン、甲状腺ホルモンなどが働きます。これらのホルモンは血糖値を上昇させる作用があります。血糖値を上げるのは、ストレスに対応するためにエネルギー（ブドウ糖）を体中に供給する態勢を整えるためです。ちなみに、このように血糖値を上げるホルモンは複数ありますが、血糖値を下げるホルモンはインスリンしかありません。

過剰なストレスにより分泌量が増えるコルチゾールも血糖値を上げるホルモンの一つで、別名ストレスホルモンと呼ばれます。コルチゾールは肝臓の糖新生を促進するだけでなく、すい臓からのインスリン分泌を減らすという二重の経路で高血糖に拍車をかけると考えられています。

米国オハイオ大学はコルチゾールレベルが高値で推移した人は、空腹時血糖が経年的に悪化したという報告をしています。また、コルチゾールのレベルは通常、朝が最も高く夜間は低いという日内変動が見られますが、糖尿病患者では、夜間のコルチゾール低下があまり起こらないこともわかっています。

さらにストレスが加わることで精神状態が悪化して不安が増したり気が滅入り、過食や飲酒行動に逃れたりする。そうなるとストレスがさらに増し、さらに血糖値が上昇するという悪循環も生じてしまいます。

ストレスを解消、あるいは軽減することは、糖尿病の予防、進行を防ぐことにもなります。

ストレスの原因を探ったり、ストレス反応を和らげたりするための行動をストレスコーピングといいますが、米国糖尿病学会（ＡＤＡ）では、効果的な方法として、

・環境を変える
・運動をする
・休養をとる
・腹式呼吸をする
・主治医や専門医に相談する

といったことを推奨しています。

なかでも運動は、ストレス解消になるばかりでなく、血糖値を短期・長期で下げる効果があるのでおすすめです。

質のよい睡眠が糖尿病を遠ざける

ストレスとともに健康に大きく関与しているのが睡眠です。日本人の５人に１人がなんらかの睡眠障害を持っているといわれ、平均睡眠時間は世界でも１、２位を争う短い国です。

じつはこうした睡眠の質の低さが糖尿病と大いに関係することが最近の研究でわかってきました。

まずは「睡眠時間が短い人は太りやすい」というものです。健康成人男性約１０００人を対象に睡眠時間と食欲に関するホルモンの関連を調べた報告によれば、睡眠時間が短くなると、レプチン（食欲抑制ホルモン）の分泌が低下して、グレリン（食欲増進ホルモン）の分泌が増えることが示されています。つまり、睡眠時間が短いと食欲に関するホルモンのバランスが乱れて食欲が増進してしまい、肥満につながりやすい――というわけです。

類似の研究でも4時間睡眠で2晩過ごしたあとと10時間睡眠で2晩過ごしたあとで、食欲に関するホルモンの変化と食べ物の嗜好《しこう》について調べたところ、やはり前者はレプチンが低下し、グレリンが増加。実際に空腹感や食欲は増していました。

一方、嗜好面では4時間睡眠後のほうがケーキやクッキー、アイスクリームなどのスイーツや、ポテトチップスやナッツなどの塩気の強いもの、パンやパスタなどの炭水化物が食べたくなるという傾向が見られたそうです。

肥満は糖尿病の大きな因子。寝不足が糖尿病の要因の一つになっていることは否定できません。

睡眠時間とHbA1cの関係を調べたところ、7~8時間の人はHbA1cが高い人の割合が少なく、睡眠時間が短くなるほど高い人の割合が増加した、という報告もあります(図表5-3)。逆に長過ぎても、高値の人の割合が増えます。ほどよい睡眠時間が血糖値の安定をもたらすようです。

自分では気づかない睡眠障害に要注意

さらに睡眠時無呼吸症候群を患っている人は、そうでない人に比べて糖尿病になるリス

(図表 5-3) 睡眠時間と糖尿病の有病率の関係

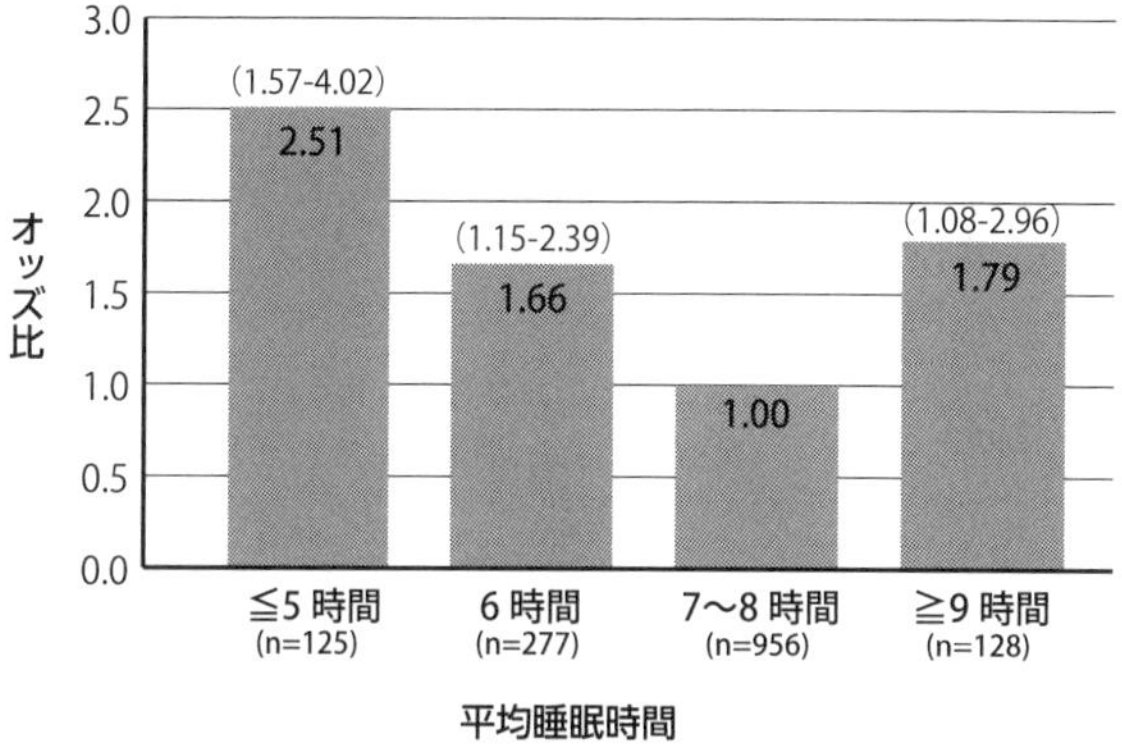

53〜93歳の 一 般住民1,486名を対象に、平均睡眠時間と糖尿病の有病率の関係について調査した。糖尿病は空腹時血糖＞126mg/dl or OGTT 2時間値＞200mg/dl or糖尿病治療ありと定義した。補正項目：年齢、性別、人種、BMI、腹囲径、無呼吸低呼吸指数

Gottlieb GJ et al.:Arch Intern Med, 165,863-867, 2005.より作図

クが1・62倍高いという研究結果も出ています。

睡眠時無呼吸症候群とは、就寝中に肥満などにより気道の上部が塞がってしまうことで、一時的に呼吸が止まってしまう状態が何度も繰り返されるものです。寝る前にアルコールを摂取すると、筋肉がゆるんで症状がひどくなる傾向も見られます。

本人は気づいていないことも多く、十分な睡眠時間を取ったはずなのに寝起きが悪い、日中、強い睡魔に襲われる、といった症状がある場合、睡眠時無呼吸症候群の可能性があります。

同居している家族などから、「うなり声のようないびきが聞こえたと思ったら、パタッ

と止まった」などと指摘されて、初めて気づくケースも少なくありません。

睡眠時無呼吸症候群になると糖尿病のリスクが高まるのは、前述したようにホルモンバランスが乱れて、肥満につながりやすいことが挙げられます。それとともに、無呼吸になるたびに眠りが浅くなることで、交感神経のスイッチが入り、血糖値を上げてしまうこともその一因と考えられます。

いずれにせよ、気になる人は早めに医療機関に相談してみることが大切です。無呼吸になるのは仰向けに寝ているときが多いので、軽度であれば、横向き枕や抱き枕を利用することで症状が治まることもあるようです。

睡眠の質を高めて、血糖値を安定させるコツ

睡眠による糖尿病リスクは、睡眠の質を上げれば改善できます。

中国の研究成果ですが、深夜に就寝し、睡眠時間が6時間未満の2型糖尿病患者31名を、睡眠教育による介入群と非介入群にランダムに割り振って3カ月間追跡調査した結果、睡眠の質、HbA1cともに介入群で改善していることがわかりました。* さらに、介

入群ではＢＭＩなどの改善も認められています。

ここで行われた睡眠教育は、中国の不眠症治療・予防ガイドラインをベースとしたもので、

①就寝30分前は水・アルコール等、いっさい水分摂取を控える
②就寝３時間以内の食事・カフェイン摂取は避ける
③少なくとも就寝30分前の電子メディアの使用をやめる

など、基本的なことばかり。たったこれだけで睡眠の質が改善され、血糖コントロールがよくなり、ダイエットにもなったということです。参考にしてみてはいかがでしょうか。

従来、糖尿病の生活指導では食事や運動は重視されてきましたが、睡眠についてはあまり言及されてきませんでした。睡眠の質も、糖尿病の重要なファクターであることをみなさんにも理解していただけたらと思います。

＊Li M, et al. Metab Syndr Relat Disord. 2018; 16: 13-9.

症例２　極端な食事制限をせずに、夕食の工夫で血糖値が大改善（72歳女性）

空腹時血糖値：１９６㎎/㎗　→　97㎎/㎗
ＨｂＡ１ｃ値：９・０％　→　５・９％

２型糖尿病、脂質異常症にて、当院に外来通院治療をしている女性がいました。

経口血糖降下薬（メトホルミン）によって、ＨｂＡ１ｃは７％前半で推移していましたが、脂ものが好きで、間食・夕食後に果物をとることが多いなど、食事療法が守れず、また運動習慣もなかったため、徐々に体重が増加していきました（身長１５２㎝、最高体重60㎏）。

それとともに、空腹時血糖値１９６㎎/㎗、ＨｂＡ１ｃ値９・０％、空腹時ＴＧ（中性脂肪）値２２９㎎/㎗にまで達しました。

　その後、同じ内服薬でしばらく経過観察しましたが、大きな改善が見られなかったため、患者さんとよく話し合い、２０１７年1月（68歳時）より尿糖排泄促進薬であるSGLT２阻害薬の追加投与に加え、夕食の脂ものを控え、間食と夕食後の果物をいっさい止めていただきました。

　その結果、空腹時血糖値が徐々に下がり始め、１５９㎎/㎗が1カ月後には１２２㎎/㎗、３カ月後に１１７㎎/㎗、12カ月後に98㎎/㎗、18カ月後には97㎎/㎗と正常値にまで低下したのです。HbA１c値も８・０％から同期間で５・９％と正常値まで下がりました。さらに、体重も54・０㎏から46・５㎏まで減少しました。

　食事に関しては、夕食の脂ものを控えたのと、間食と夕食後の果物を止めたことぐらいで、そのほかには極端な食事制限はしなかったので、夕食の改善とSGLT２阻害薬による効果が組み合わさって、このような好結果になったと考えられます。

〈まとめ〉血糖値が気になる人に実践してほしい食習慣と生活習慣

最後に、これまでお伝えしてきた食事や生活習慣の注意や工夫を踏まえて、どのような毎日を過ごしていったらいいか、そのポイントをまとめておきます。

生活環境や体質などが人それぞれ違うため、「このやり方が絶対」と決めつけることはできませんが、血糖値コントロールに意識を向けて、より健康的な生活を長く続けるための参考にしてください。

●血糖値（空腹時血糖値・ＨｂＡ１ｃ）が正常範囲に収まっている人

血糖値が正常値のうちに、生活習慣を整えておくことが大切です。なかでもポイントになるのが、夕食をビッグミール化させないことです。以下、注意点を列挙しておきます。

□夕食のドカ食い、早食いをやめる
□朝、昼、夕と三食バランスのいい食事を意識する
□夕食と就寝までにしっかり時間を空ける（アルコール摂取も）
□水溶性食物繊維を意識してとる
□食事は腹八分目
□深酒、寝る間際の飲酒は控える
□ウオーキングなどの運動習慣をつけておく
□30分に1回は座位を中断する
□睡眠環境を整える。睡眠時無呼吸症候群の疑いがある人は、いまのうちに治しておく

●血糖値が正常範囲を超えて、糖尿病予備群・境界型になっている人

血糖値が正常範囲を超えてしまっている人は、この段階で生活習慣を見直さないと、一気に坂道を駆け降りるように血糖コントロールが悪くなってしまう可能性が高いです。踏ん張りどころです。以下、注意点を列挙しておきます。

□夕食のドカ食い、早食いをやめ、朝、昼、夕と三食バランスのいい食事を意識する
□夕食と就寝までに3時間以上空ける（アルコール摂取も）
□カロリーや糖質の摂取が過剰にならないように十分に注意する
□水溶性食物繊維を意識してとり、野菜類→肉・魚類→炭水化物の順でゆっくり食べる
□深酒、寝る間際の飲酒は控える
□ウオーキング、ジョギングなどの有酸素運動をする
□30分に1回は座位を中断する
□睡眠環境を整える。睡眠時無呼吸症候群の疑いがある人は治しておく

●すでに糖尿病（初期）と診断されている人

糖尿病と診断されている人は、日々の食生活や生活習慣に十分に気をつけていることと思います。糖尿病の人は、まず何より主治医の指示に従うことが大切です。

長年、糖尿病の患者さんを診てきて、血糖コントロールがうまくいっていたり、上手に病気と付き合えていたりする人には共通点があると感じています。

それは「糖尿病」としっかり向き合えていることです。「仕事が忙しくて……」「そんなこと無理ですよ」などと、糖尿病から目を背けて、できない理由を先に探してしまう人は、うまくいかない傾向があります。糖尿病は主治医が治す病気でも、薬でよくなる病気でもありません。患者さん自身が現状を自覚して、自己管理ができるかどうかが何より重要なのです。

その大前提の上で、以下のような注意点に気をつけた生活を送ることをおすすめします。

□カロリーや糖質の過剰摂取にならないように、主治医に決められた量をしっかり守る
□朝、昼、夕と三食バランスのいい食事を意識する
□夕食と就寝までに3時間以上空ける（アルコール摂取も）
□水溶性食物繊維を意識してとり、野菜類↓肉・魚類↓炭水化物の順でゆっくり食べる
□食後にウオーキングなどの運動をする
□ウオーキング、ジョギングなどの有酸素運動とともに、筋トレなどのレジスタンス運動

をする
□30分に1回は座位を中断する
□睡眠環境を整える。睡眠時無呼吸症候群の疑いがある人は治す
□糖尿病としっかり向き合い、血糖コントロールは生活習慣で改善することを意識する

みなさまの血糖コントロール、健康管理にお役立ていただければ幸いです。

おわりに――高血糖も腸の不調も、体全体の健康から見ていくことが重要

新しいダイエット法、健康法として華々しく登場し、さまざまなメディアで喧伝《けんでん》されてきた「糖質制限」「糖質オフ」という言葉が、最近、ようやく落ち着いてきました。

私は、消化器内科専門医として、どうしてもこの「糖質制限」という考え方が好きになれませんでした。本書の中でも強調したことですが、炭水化物を極力とらずに、たんぱく質や脂質を多くとることでエネルギーを摂取するという「糖質制限」の食事は、エネルギーは確保できる半面、食物繊維の摂取量が極端に減少することにつながるからです。炭水化物は、糖質と食物繊維から構成されており、炭水化物をとらないということは、食物繊維摂取量の減少へ大きく傾いてしまいます。

これでは、体重減少にはよいかもしれませんが、腸ストレスを招き、便秘が悪化して、下剤依存症になったり、長期間行っていれば、大腸がんへの危険性も増加してくることが示唆されます。実際に、「糖質制限」ブーム以降、私のクリニックでは、排便障害（便秘）を訴える患者さんが多く認められるようになったのです。

食物繊維摂取量の減少が及ぼす悪影響は腸にとどまりません。本文でも紹介したように、最近の研究で、食物繊維が腸内で分解されて短鎖脂肪酸となり、この短鎖脂肪酸がインスリン分泌に良好な働きをすることがわかってきました。ということは、食物繊維摂取量が減少すれば、腸内環境だけでなく、血糖コントロールにも悪影響を及ぼすということなのです。

逆に、食物繊維を積極的にとるなど、食事内容を改善すれば、腸内環境がよくなって「腸ストレス」が解消され、血糖値の良好なコントロールが得られる可能性が出てきたのです。

糖尿病専門医の森豊君、(東京慈恵会医科大学 糖尿病・代謝・内分泌内科教授)と、腸の専門医である私との共著が実現したことについては、このような背景があります(あえて私が「森君」と呼ぶのは、彼とは中学・高校・大学の同級生だからです)。

私は消化器内科が専門ですから、糖尿病の研究者ではありません。しかし、日常診療の中で、慢性便秘症のきっかけとなったのが糖質制限である患者さんを多数診察してきました。そのような経験をふまえて森君と共同戦略を構築していこうというのがこの本の目的です。

読者のみなさんにとって、実証的でかつ最新の有益な情報が、たくさん盛り込まれているものと確信しています。

令和3年2月

松生恒夫

青春新書
INTELLIGENCE

こころ涌き立つ「知」の冒険

いまを生きる

"青春新書"は昭和三一年に——若い日に常にあなたの心の友として、その糧となり実になる多様な知恵が、生きる指標として勇気と力になり、すぐに役立つ——をモットーに創刊された。

そして昭和三八年、新しい時代の気運の中で、新書"プレイブックス"にその役目のバトンを渡した。「人生を自由自在に活動《プレイ》する」のキャッチコピーのもと——すべてのうっ積を吹きとばし、自由闊達な活動力を培養し、勇気と自信を生み出す最も楽しいシリーズ——となった。

いまや、私たちはバブル経済崩壊後の混沌とした価値観のただ中にいる。その価値観は常に未曾有の変貌を見せ、社会は少子高齢化し、地球規模の環境問題等は解決の兆しを見せない。私たちはあらゆる不安と懐疑に対峙している。

本シリーズ"青春新書インテリジェンス"はまさに、この時代の欲求によってプレイブックスから分化・刊行された。それは即ち、「心の中に自らの青春の輝きを失わない旺盛な知力、活力への欲求」に他ならない。応えるべきキャッチコピーは「こころ涌き立つ"知"の冒険」である。

予測のつかない時代にあって、一人ひとりの足元を照らし出すシリーズでありたいと願う。青春出版社は本年創業五〇周年を迎えた。これはひとえに長年に亘る多くの読者の熱いご支持の賜物である。社員一同深く感謝し、より一層世の中に希望と勇気の明るい光を放つ書籍を出版すべく、鋭意志すものである。

平成一七年

刊行者　小澤源太郎

著者紹介

森 豊〈もり ゆたか〉

1955年東京生まれ。東京慈恵会医科大学 糖尿病・代謝・内分泌内科教授、東京慈恵会医科大学附属第三病院 糖尿病・代謝・内分泌内科診療部長。医学博士。東京慈恵会医科大学卒業後、40年にわたって患者を診続けてきた糖尿病治療・研究のエキスパート。

松生恒夫〈まついけ つねお〉

1955年東京生まれ。松生クリニック院長。医学博士。東京慈恵会医科大学卒業後、松島病院大腸肛門病センター診療部長などを経て、2004年、東京都立川市に松生クリニックを開業。現在までに5万件以上の大腸内視鏡検査を行ってきた第一人者。

血糖値《けっとうち》は「腸《ちょう》」で下《さ》がる

青春新書
INTELLIGENCE

2021年3月15日　第1刷

著　者　森《もり》　豊《ゆたか》
松《まつ》　生《いけ》　恒《つね》　夫《お》

発行者　小澤源太郎

責任編集　株式会社プライム涌光

電話　編集部　03(3203)2850

発行所　東京都新宿区若松町12番1号 〒162-0056　株式会社青春出版社

電話　営業部　03(3207)1916　振替番号　00190-7-98602

印刷・中央精版印刷　製本・ナショナル製本

ISBN978-4-413-04615-2

こころ涌き立つ「知」の冒険!

青春新書 INTELLIGENCE

人生は「2周目」からがおもしろい	齋藤　孝	PI·578
腸から脳を整える最新栄養医学 発達障害は食事でよくなる	溝口　徹	PI·579
元日本テレビ敏腕プロデューサーが明かす 勝つために9割捨てる仕事術	村上和彦	PI·580
定点写真でめぐる東京と日本の町並み	二村高史	PI·581
図説 地図とあらすじでわかる! 釈迦の生涯と日本の仏教	瓜生　中［監修］	PI·582
転職の「やってはいけない」 自分を活かす会社の見つけ方、入り方	郡山史郎	PI·583
野球と人生 最後に笑う「努力」の極意	野村克也	PI·584
武道と日本人 世界に広がる身心鍛錬の道	魚住孝至	PI·585
「親の介護・認知症」でやってはいけない相続	税理士法人レガシィ	PI·586
英会話 その〝直訳〟はネイティブを困らせます	デイビッド・セイン	PI·587
中高年がひきこもる理由 臨床から生まれた回復へのプロセス	桝田智彦	PI·588
50代からの人生戦略 いまある武器をどう生かすか	佐藤　優	PI·589
すぐ怠ける脳の動かし方	菅原道仁	PI·590
図解ハンディ版 腸を温める食べ物・食べ方	松生恒夫	PI·591
これ一冊で日常生活まるごとOK! 英会話 ネイティブの1行フレーズ2500	デイビッド・セイン	PI·592
50代から自分を生かす 頭のいい副業術	中山マコト	PI·593
大阪の逆襲 万博・IRで見えてくる5年後の日本	石川智久 多賀谷克彦 関西近未来研究会	PI·594
医者も親も気づかない 女子の発達障害	岩波　明	PI·595
50代 後悔しない働き方 「勝ち逃げできない世代」の新常識	大塚　寿	PI·596
学校の先生も答えられない 「英語のなぜ?」がわかる図鑑	伏木賢一［監修］	PI·597
福沢諭吉と渋沢栄一 学問と実業、対極の二人がリードした新しい日本	城島明彦	PI·598
繰り返す日本史 二千年を貫く五つの法則	河合　敦	PI·599
あなたの職場の 繊細くんと残念な上司	渡部　卓	PI·600
何のために本を読むのか	齋藤　孝	PI·601